Emilia Williams

# Mich haut nichts um!

# Mich haut nichts um!

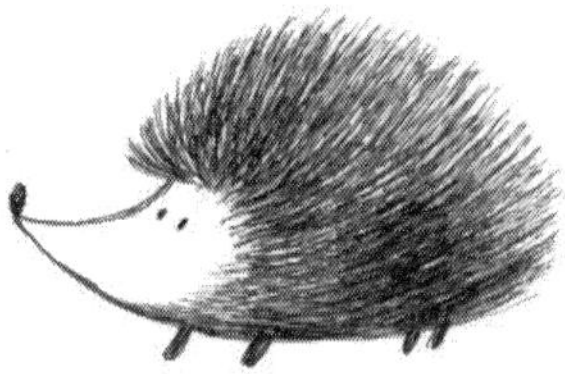

Sicher durch jede Krise mit
einer starken Persönlichkeit

Wie du mit Resilienz und Gelassenheit
dein psychologisches Schutzschild
aufbaust und glücklich wirst



1. Auflage

## Über die Autorin

Emilia Williams kennt sich mit menschlicher Psychologie aus wie keine Zweite. Sie ist Expertin für Persönlichkeitsentwicklung und hat alles von dem sie schreibt am eigenen Leib bzw. am eigenen Geist durchlebt. Sie wurde früher in der Schule von Mitschülern geärgert und ist von ihrem Wesen eher ruhig. Ihr fiel es nicht leicht, anderen ihre Meinung zu sagen, für ihre Interessen einzutreten und sich einfach so zu geben, wie sie wirklich ist. Mittlerweile hat sie sich zu einer selbstbewussten Frau weiterentwickelt, die gelernt hat, an sich selbst zu glauben. Ihre Erfahrungen und Methoden gibt sie in ihren Büchern weiter. Sie begeistert durch ihren verständlichen Schreibstil, der sehr praxisnah ist. Sie hat an sich selbst und an vielen anderen Menschen, Frauen wie Männern, erlebt, dass man Selbstvertrauen erlernen kann. Deshalb möchte sie andere dazu motivieren ihre Persönlichkeit weiter zu entwickeln um dadurch stärker zu werden und ein glücklicheres Leben zu führen.

# INHALT

# VORWORT

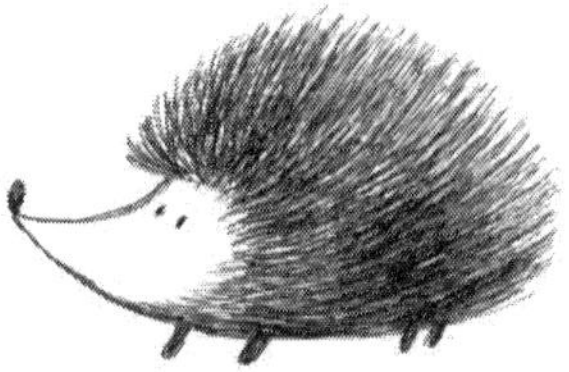

*»Was man zu verstehen gelernt hat, fürchtet man nicht mehr.«*

Marie Curie, Physikerin

Ich glaub, ich krieg die Krise! – Wie oft hast du diesen Satz schon gehört oder möglicherweise selbst in den Mund genommen? Hast du dir in diesem Zusammenhang je die Frage gestellt, was eine Krise wirklich ist? Was macht eine Krise aus? Befindest du dich selbst gerade in einer oder fühlst du dich in einigen Momenten schlicht und ergreifend überwältigt? Woran erkennst du solch eine schwierige Situation?

Setzen wir uns einmal mit dem Wort »Krise« auseinander. Lässt du dir dieses Wort über der Zunge zergehen und nimmst dir Zeit dafür, intensiv darüber nachzudenken, macht sich vielleicht ein mulmiges Gefühl in deiner Bauchgegend breit. Beispielsweise ein komisches Gefühl in deinem Magen oder ein Kloß in deinem Hals, der dir das Atmen und das Schlucken erschwert.

Die Frage, welche sich in diesem Zusammenhang stellt, ist die Frage danach, wieso du dich so fühlst, wenn du das Wort Krise hörst. Vermutlich liegt es an der Tatsache, dass das Wort an und für sich eine sehr negative Bedeutung mit sich zu bringen scheint. In der Gesellschaft ist das Wort »Krise« sehr negativ behaftet, weshalb wir oft an schlimme und einschneidende Lebensereignisse denken, wenn wir das Wort in den Mund nehmen.

Doch nicht immer stellt eine Krise eine aussichtslose Situation dar, aus welcher du dich nicht mehr befreien kannst. Es kann zwar durchaus sein, dass du das Gefühl hast in einer Krise ein paar Schritte zurückzugehen oder sogar nach hinten zu fallen. Doch du kannst diese Schritte stattdessen auch dafür nutzen, um Anlauf zu nehmen und anschließend richtig durchstarten zu können.

Im Grunde genommen, ist es immer eine Frage des Blickwinkels und der inneren Einstellung. Das heißt nicht, dass es Krisen nicht gibt und, dass sie dich nicht herunterziehen und mitnehmen dürfen. Es heißt, dass Krisen auch immer eine Chance darstellen, dass du über dich selbst hinauswachsen kannst.

Viele Menschen denken sie müssten Krisen so hinnehmen wie sie sind und können nichts an ihnen ändern. Noch öfter versuchen Menschen die Krisen zu verdrängen und zu ignorieren, bis der Druck zu groß wird und das Fass am Ende überläuft. Es fällt schwer in einer angespannten Situation positiv zu denken und sich nicht auf die Negativität der Umstände einzuschießen. Noch schwerer fällt es manchen, sich auf ihre persönlichen Wünsche und Ziele zu konzentrieren, um den Weg aus der Krise zu finden. Viele Menschen lassen sich dazu verleiten, eine Krise nicht als überwindbares Hindernis in ihrem Leben zu betrachten, sondern als dominierenden Lebensinhalt, als Verdammung, welche einen in den Abgrund ziehen möchte.

Nur wenige sehen eine Krise als Chance, um sich selbst zu beweisen, wie viel Selbstliebe sie besitzen und wie hoch sie ihren eigenen Wert einschätzen und bestimmen. Sieht man eine Krise als Chance, würde man viel besser mit negativen Situationen klarkommen und das Licht am Ende des Tunnels erkennen.

Das heißt nicht, dass wir Krisen ignorieren und sie nicht anerkennen. Krisen kommen im Leben eines jeden Menschen vor. Es gehört zum Leben eines jeden Menschen dazu, sich früher oder später mit Krisen zu beschäftigen und auseinanderzusetzen. Du magst denken: Ja, wir fallen vielleicht in ein Loch. Ja, wir begeben uns vielleicht in einen Tunnel. Ja, wir fühlen uns vielleicht hilflos, traurig und der Situation ausgesetzt. Doch lass dir Folgendes sagen: Nein, wir sind der Krise nicht ausgesetzt. Nein, die Krise bestimmt nicht unser Leben. Nein, eine Krise bedeutet nicht, dass wir versagt haben oder dass wir uns in den freien Fall begeben, ohne zu wissen, wann wir unten aufkommen.

Mit diesem Ratgeber hältst du ein Buch in deinen Händen, welches dir nicht nur genauer erklärt, was Krisen überhaupt sind und was hinter ihnen steckt. Du wirst auch herausfinden, ob du dich gerade in einer Krisensituation befindest und erfährst zudem Schritt für Schritt und mit unterschiedlichen Methoden und Strategien, wie du eine Krise bewältigen kannst. Damit du dein Leben wieder in die Hand nehmen und deine Ziele und Wünsche weiterhin entschlossen verfolgen kannst.

# SCHRITT A:
# VERSTEHE DEINE SITUATION

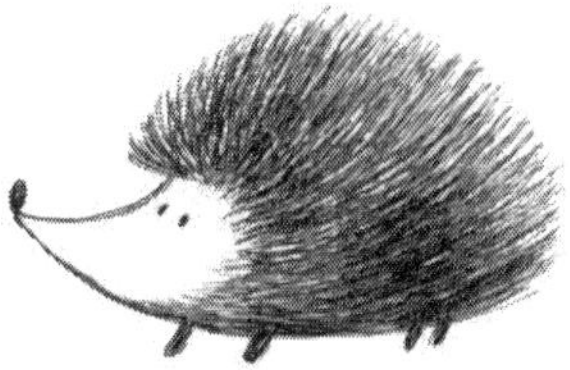

*»Wir staunen über die Schönheit eines Schmetterlings, aber erkennen die Veränderungen so selten an, durch die er gehen musste, um so schön zu werden.«*

Maya Angelou, Schriftstellerin

Wir betrachten einen Schmetterling und sehen seine Schönheit. Wir sehen die Eleganz, mit der er durch den Himmel fliegt und wir bestaunen die Leichtigkeit, mit der er mit seinen Flügeln durch die Gegend gleitet. In jedem Menschen steckt das Potenzial, ein wunderschöner Schmetterling zu werden. Auch in dir steckt die Kraft, deine Flügel zu entwickeln und leicht und unbeschwert durch die Gegend zu fliegen. Was viele mit dem Blick auf den Schmetterling jedoch vergessen ist, dass der Schmetterling nicht immer ein Schmetterling war, sondern sein Leben als kleine Raupe gestartet hat. Aus einer kleinen Raupe wird dann, mit etwas Zeit und Geduld, ein Schmetterling, der seine Flügel ausbreiten und losfliegen kann.

Wenn wir Menschen betrachten, die Erfolg haben und ein schönes und glückliches Leben führen, werfen wir oft den Blick nur auf das, was wir in dem Moment sehen. Wir fragen uns selten, wie lange es wohl gedauert hat, bis der Mensch dieses Leben führen konnte und was er alles erlebt hat, bevor er an dieser Position und Lebenseinstellung angekommen ist.

Stell dir einmal vor, du bist die Raupe. Eine Raupe muss sich nähren und anschließend in einen Kokon einschließen, um sich zu dem Schmetterling entwickeln zu können, den alle Menschen bewundern. Das Essen der Raupe sind all deine Erfahrungen, die du sammelst. Der Kokon könnte eine Krise darstellen, in der du dich ganz intensiv mit dir selbst beschäftigst. Eine Krise lädt uns dazu ein, unser Leben, unsere Einstellung und auch unsere Verhaltens- und Denkweisen nochmal zu überdenken und gestärkt aus ihr herauszukommen. Wenn wir uns bereit fühlen und die Krise überstanden haben, können wir aus dem Kokon ausbrechen, unsere Flügel ausbreiten und leicht und unbeschwert durch die Luft segeln.

Wir brauchen Zeit, um Krisen zu überwältigen und es ist nicht immer leicht, eine Veränderung anzunehmen und zu akzeptieren. Doch es ist wichtig zu wissen, dass sich Erfolg und die Überwältigung von Krisen nicht von heute auf morgen einstellt. Vielmehr ist es von Bedeutung, dass du dir Zeit gibst, liebevoll und sanft mit dir umgehst und in dir nicht die kleine Raupe siehst, die nicht fliegen kann, sondern vielmehr die kleine Raupe, welche jeden Tag einen Schritt mehr in die Richtung des Schmetterlings macht, zu dem sie zweifelsohne werden wird.

Doch, um das Fliegen als Schmetterling genießen und wertschätzen zu können, ist es ebenso wichtig, dass du deine Zeit als Raupe zu schätzen weißt. Lebe im Hier und Jetzt, nimm dich deines Status Quo an und merke so, dass jeder Tag deines Lebens lebenswert ist – ganz egal, welche Krise dir die Chance bietet, mehr zu lernen und wieder ein Stück über dich hinaus zu wachsen.

# 1. Dieser Weg wird kein leichter sein

Wie sagt ein bekannter Hit so schön? – »Dieser Weg wird kein leichter sein. Dieser Weg wird steinig und schwer.« – Genauso ist es. Der Weg zu deinen Zielen und Wünschen ist kein Leichter. Im Leben bekommt man (fast) nichts geschenkt. Es wird dir nicht immer leichtfallen, deine Ziele zu verfolgen und auf deinem Weg zu bleiben. Selbst wenn du denkst mit deinen Schuhen den Weg gut und ohne Probleme bestreiten zu können, sammeln sich Schritt für Schritt kleine Steine in ihnen an. Irgendwann erreichen die Steine in deinen Schuhen eine kritische Menge, welche es dir nicht mehr erlaubt, sicher auf dem Weg zu gehen. Dann musst du anhalten, da deine Füße schmerzen und du so nicht mehr weiter machen kannst. Für viele äußern sich diese Schmerzen in einer Krise.

Eine Krise klingt im ersten Moment groß. Doch sie kann auch im Kleinen auftreten. Hast du gerade sehr viel Stress? Dann kann das bereits eine kleine Krise darstellen. Aber es gibt auch größere, weitreichendere Varianten. Nicht selten weisen Krisen darauf hin, dass etwas in deinem Leben nicht so läuft, wie es laufen sollte.

Oder, dass du etwas in deinem Verhalten ändern musst, um deinen Weg besser bestreiten zu können. Zunächst mag eine Krise einen unangenehmen Zustand oder sogar einen Schock darstellen. Doch im Grunde genommen ist sie nichts Weiteres als ein Vergrößerungsglas auf die Dinge, welches dir ganz genau zeigt, was in deinem Leben schiefläuft und womit du zu kämpfen hast. Natürlich hast du nicht auf alle Krisen oder schweren Situationen einen Einfluss. Einige sind nicht vorherzusehen und treffen dich womöglich aus heiterem Himmel. Andere hingegen bauen sich nach und nach auf und erreichen irgendwann ihre Spitze. Umso wichtiger ist es für dich, dass du dir vor Augen führst, dass es unterschiedliche Krisen gibt und verschiedene Umstände zu deren Entstehung beitragen.

Lass uns einmal schauen, wie sich Krisen in Worten manifestieren können:

- »Ich weiß nicht mehr weiter!«
- »Ich kann nicht mehr!«
- »Ich fühle mich total überfordert!«
- »Mir ist alles zu viel!«
- »Wenn es doch einfacher wäre...!«

Kommen dir diese Aussagen bekannt vor? Ertappst du dich dabei, wie du diese Sätze vermehrt in den Mund nimmst, wenn du dich erschöpft, überfordert oder auch ängstlich und bedroht fühlst? Solltest du es dir eingestehen, dass du einfach nicht mehr kannst und nicht mehr weiterweißt, macht dir das unter Umständen Angst. Doch sei dir Gewiss, dass das völlig normal ist. Das Gefühl zu haben, die Kontrolle zu verlieren erzeugt Angst und führt zu Ungewissheit. Was passiert, wenn du auf einer Straße, auf der du sonst immer sicher gefahren bist, auf einmal die Kontrolle verlierst? Was passiert, wenn du denkst, alles in deiner Hand zu haben, bis du feststellst nach und nach auf dem Beifahrersitz zu landen und einen Weg zu fahren, den du nicht kennst?

Du fühlst dich bedroht und die negativen Gedanken und Gefühle dominieren dein Denkmuster. Wenn dir alles zu viel wird bedeutet das, dass die Belastungen, mit welchen du zu kämpfen hattest, zu zahlreich waren. Belastungen, welche in der Regel in einer kurzen Zeit stattfinden und dich nicht nur Nerven und Zeit, sondern vor allem Energie kosten, verleiten dich dazu, die Sicht auf den Weg zu verlieren. Somit denkst du vielleicht auch, dass es keine Lösung für deine Probleme gibt. Nicht du bist Herr oder Frau der Situation, sondern die Situation scheint die Kontrolle über dich erhalten zu haben. Wie eine Marionette hängst du an dem Kommando der Situation und lässt dich von ihr treiben.

So oder ähnlich könnte eine Krise aussehen. So unangenehm und belastend solchen Situationen auch sein mögen – sie gehören zum Leben dazu. Sie prägen das Leben eines jeden Menschen. Allerdings muss dabei auch immer im Hinterkopf behalten werden, dass Krisen Menschen auch Chancen geben, aus ihrer Komfortzone herauszukommen, über sich hinauszuwachsen und neue Perspektiven zu entwickeln – auch wenn sie in dem Moment, in dem sie von Menschen durchlebt werden, als negative Belastung aufgefasst werden. Diese unbequeme Situation setzt dich nicht nur auf den Prüfstand – sie stellt, sofern du sie aus einem bestimmten Blickwinkel betrachtest, jedoch auch eine Chance zum Wachsen und zur Weiterentwicklung deiner Persönlichkeit dar. Krisen helfen uns demnach über uns selbst hinauszuwachsen sowie unsere Ziele und Wünsche noch bestimmter zu verfolgen. Sie machen unseren Weg nicht unbedingt leichter, aber sie helfen uns dabei stärker zu werden.

Die Frage nach dem »Warum« spielt dabei eine wichtige Rolle. Frage dich nicht »Warum immer ich?«, sondern stelle dir vielmehr die Frage »Warum befinde ich mich in dieser Situation?«. Behalte dabei jedoch auch immer im Hinterkopf, dass diese Frage nicht darauf abzielt, einen Schuldigen zu finden. Nutze die Frage nicht als Steilvorlage, um dich selbst klein und für deine Krise verantwortlich zu machen, sondern nutze sie vielmehr, um zu verstehen, welche Chance hinter der Krise steckt.

Du fühlst dich unwohl auf Arbeit? Deine Kollegen sind unfreundlich, dein Chef zu fordernd und du bekommst Bauchweh, wenn du an den nächsten Arbeitstag denkst? Ja, das könnte eine Krise sein. Sie ist nicht schön, doch sie bringt, ohne in die spirituelle Ebene eintauchen zu wollen, wie jede Krise die Chance mit sich, etwas über dich und darüber, was du im Leben wirklich möchtest, herauszufinden. Genau an dieser Stelle ist die eben erwähnte Frage nach dem »Warum« wichtig. Warum befindest du dich in dieser Situation? Möchtest du vielleicht schon seit langem deinen Job wechseln? Wolltest du dich beruflich schon lange umorientieren?

Nutze Krisen, um über dein Leben und deine Situation nachzudenken und die positiven Aspekte in ihr zu sehen. Zwar sagt man, dass alles ein Ende hat (nur die Wurst hat zwei...), doch auch Krisen haben zwei Enden. Es liegt in deinem Ermessen, zu welchem Ende du dich hinbewegst.

## 2. Was ist eine Krise und welche Arten gibt es?

Was genau ist eine Krise? Eine Krise stellt eine vollkommen subjektive Angelegenheit dar. Es handelt sich um den Höhepunkt einer schwierigen Lage, bei welcher es oft um eine wichtige Entscheidung geht. Wird eine Entscheidung gefällt, kann eine Krise nicht nur einen Höhepunkt einer schwierigen Lage, sondern auch einen Wendepunkt aus dieser Situation heraus bedeuten. Jeder Mensch fasst eine Krise anders auf, weil die Erfahrungen, Umstände und Situationen unterschiedlich sind. Das Wort »Krise« stammt von dem lateinischen Wort »Crisis« ab. Auf die deutsche Sprache übersetzt bedeutet es so viel wie »Streit, Scheidung, Urteil, Entscheidung«. Betrachtet man diese Übersetzung genauer, fällt auf, dass es sich um negativ behaftete Worte handelt. Damit impliziert das Wort »Krise« bereits, dass es sich bei ihr um einen negativen Umstand handelt, der Unwohlsein oder Unbehagen in einem hervorruft.

Betrachtet man das Wort jedoch nicht nur mit der deutschen Übersetzung des lateinischen Wortes, sondern wirft einen Blick auf die chinesische Sprache, erhält man direkt einen ganz anderen Blick. Denn im Chinesischen bedeutet das Wort Krise auch »Chance«. Eine Krise stellt somit neben den negativen Umständen immer auch eine wichtige Chance für Menschen dar. Wie du diese Chancen für dich nutzen kannst und, welche Strategien dir dabei helfen, besser mit Krisen in deinem Leben umgehen zu können, erfährst du in den nächsten Kapiteln dieses Ratgebers.

Jeder Mensch ist anders. Daraus folgt auch, dass jeder Mensch Situationen anders aufnimmt, erlebt, einschätzt und folglich auch jeweils anders mit ihnen umgeht. Menschen, die zum Beispiel eine niedrige **Resilienz** haben, sehen Situationen sehr viel früher als Krise an, als Menschen, die über eine deutlich höhere Resilienz verfügen. Resilienz bedeutet im Grunde genommen nichts Weiteres als deine Fähigkeit, mit Stress umgehen zu können. Je besser du mit Stress umgehen kannst, desto resilienter wirst du. Keine Sorge – stellst du für dich fest, nur schlecht mit Stress umgehen zu können, gibt es viele Möglichkeiten, um deine Resilienz zu stärken. Einige davon wirst du im dritten Schritt dieses Buches kennenlernen.

Auch die Aufmerksamkeit, welche wir bestimmten Menschen und Situationen in unserem Leben schenken, beeinflusst, wann wir einen bestimmten Lebensumstand als Krise betrachten. Tendenziell nimmt jeder Mensch einen anderen Zustand als Krise wahr. Dennoch gibt es bestimmte Krisen, mit denen viele Menschen zu kämpfen haben. Da es sich bei Krisen vor allem um einen psychologischen Aspekt handelt, unterscheiden vor allem Psychologen unterschiedliche Arten. Laut den angesehenen Psychologen Erikson und Montada lassen sie sich unter anderen in die Folgenden Arten aufteilen. Was genau man jeweils darunter versteht, zeige ich dir nachfolgend auf.

- Kritische Lebensereignisse
- Normative Krisen
- Individuelle Krisen

# KRITISCHE LEBENSEREIGNISSE – TREFFEN VIELE

Kritische Lebensereignisse sind vor allem kollektive Krisen, welche mehrere Menschen betreffen. Beispiele dafür sind:

* Naturkatastrophen
* Wirtschaftskrisen
* Krieg
* Pandemien, wie zum Beispiel Corona

Eine Krise, mit der sich eigentlich alle Menschen auf der ganzen Welt identifizieren können, stellt die Pandemie durch Corona dar. Durch die Tatsache, dass die Pandemie die ganze Welt betrifft und somit alle Menschen in allen Ländern und auf allen Kontinenten der Welt von ihr betroffen sind, weiß jeder, wie es sich anfühlt, sich in solch einer Krise zu befinden.

Sicherlich gibt es unter all den Menschen Gruppen, welche besser mit der Situation klarkommen und andere Gruppen, welche durch Corona sprichwörtlich in ein Loch gezogen wurden. Wie schon gesagt, kommt es immer darauf an, wie Menschen die Situation betrachten. Fakt ist, dass die Pandemie Menschen unterschiedlich hart getroffen hat und auch weiterhin trifft. Corona stellt nicht nur ein gutes Beispiel für eine Krise an und für sich dar, sondern sie zeigt auch, wie eine Krise unterschiedliche Bereiche eines Menschen treffen kann. So stellt Corona vielerorts unter anderem eine persönliche Krise, aber auch eine Wirtschaftskrise dar. Durch die Angst, welche die Pandemie mit sich bringt, leiden viele Menschen unter Angststörungen, Panikattacken oder auch Depressionen. Der Umstand, dass einige Menschen über Monate nicht arbeiten konnten oder in Kurzarbeit gearbeitet haben, wirkt sich nicht nur negativ auf die Wirtschaft aus, sondern bringt auch negative Aspekte für das persönliche Leben mit sich.

Es ist nicht einfach zu akzeptieren, dass sich von heute auf morgen alles ändert, was du bislang gekannt hast. Genau das war und ist durch Corona, beim Schreiben dieses Buches im Sommer 2021, der Fall. Anfang 2020 tauchte plötzlich die Nachricht auf, dass sich ein Virus ausbreitet und eine Pandemie droht. Schlangen vor den Supermärkten. Ausverkaufte Regale. Masken vor der Nase und dem Mund. Handschuhe an den Händen. Desinfektionsmittel neben den Süßigkeiten an der Kasse. Schnell-Tests To Go. Impfen. Und so weiter. Die ganze Welt hat sich in nur wenigen Wochen und Monaten geändert. Sicherlich muss dazu auch gesagt werden, dass es sich bei Corona um eine sehr starke Krise handelt. Menschen treffen in ihrem Alltag mitunter jedoch auch auf Krisen, die nicht ganz so schlimm ausfallen und nicht so viele gravierende Änderungen mit sich bringen.

Anfangs machen sich bei solchen Ereignissen oft Fragen im Kopf breit. Du fragst dich vielleicht:

* Warum ist das passiert?
* Wann wird die Pandemie vorbei sein?
* Werden wir je wieder aus dieser Krise herauskommen?
* Wie wird es werden, wenn die Pandemie vorbei ist?
* Wird die Welt je wieder so werden, wie sie vorher einmal war?

Fakt ist: An der Tatsache, dass du dich in einer Krise befindest, kannst du nichts mehr ändern. Was du jedoch in der Hand hast ist, wie du mit der Situation umgehst und wie du deine Gegenwart und deine Zukunft gestaltest.

Vor allem bei der Corona-Krise liegen die Rahmenbedingungen nur bedingt in deiner Hand. Das macht

Angst. Du kannst Masken tragen, Abstand halten, dich impfen lassen und die Regeln beachten. Du bist jedoch darauf angewiesen, dass alle anderen Menschen mitmachen. In jedem Fall kannst du für dich selbst versuchen, trotz solch einer kollektiven und gegebenenfalls auch persönlichen Krise positive Aspekte zu finden und zu sehen. Du kannst versuchen, die Krise aus einem anderen Blickwinkel zu betrachten.

Es mag paradox klingen, doch die Pandemie bringt auch positive Aspekte mit sich. Allerdings kannst du diese nur sehen, wenn du sie sehen möchtest. Das ist wie mit Liebeskummer. Wer sich noch schlechter fühlen mag, hört sich einfach traurige Musik an und lässt sich dadurch noch mehr herunterziehen. Wer das nicht möchte, hört sich Gute-Laune-Musik an und versucht das Positive zu sehen sowie nach vorn zu schauen. Dies heißt auf keinen Fall, dass du deine Gefühle unterdrücken sollst. Du darfst traurig sein. Du darfst dich unsicher fühlen. Du darfst sauer und wütend sein und du darfst auch denken, dass du die Krise nicht bewältigen kannst. Wichtig ist, dass du anschließend deinen Blickwinkel änderst und die Chance hinter der Krise siehst.

Menschen haben oft die Angewohnheit stets auf die Menschen zu blicken, denen es besser geht als ihnen selbst. Wir neigen dazu, zu voreilig zu urteilen und denken, dass alle Menschen um uns herum ein großartiges und zufriedenes Leben führen – während wir mit unserer Krise zu kämpfen haben. Doch wenn wir einmal versuchen den Blickwinkel zu wechseln, werden wir oft erkennen, wie gut es uns eigentlich geht.

Ganz davon abgesehen, dass du dich nie mit anderen Menschen vergleichen solltest, können Krisen und die Art und Weise, wie Menschen mit selbigen umgehen, nicht miteinander verglichen werden. Es geht nicht darum, wem es schlechter geht oder wer schlechter dran ist. Das heißt nicht, dass wir die Situation hinnehmen müssen und nichts an ihr ändern dürfen. Lass uns einmal versuchen, positive Seiten der Pandemie zu betrachten, die vielleicht auf dich zutreffen könnten:

- Du verbringst in der Quarantäne mehr Zeit mit deiner Familie.
- Im Home Office hast du morgens weniger Stress damit, dich rechtzeitig fertigmachen zu müssen oder zur Arbeit zu fahren.
- Du bist gesund.
- Du hast jeden Tag Essen auf deinem Tisch und ein Dach über deinem Kopf.
- Du hast mehr Zeit, dich deinen Hobbies zu widmen oder sogar mit Geschäftsideen zu starten.

Wie sagt man so schön? Wer einen Grund sucht, wird auch einen Grund finden. Genauso trifft dies auf die positive Sichtweise und das Chancen-Denken zu. Wer eine Chance finden will, wird auch eine Chance sehen.

## NORMATIVE KRISEN – MACHT JEDER VON UNS DURCH

Normative Krisen werden von nahezu allen Menschen auf ähnliche Weise durchlaufen. Sie umfassen folgende Ereignisse:

- Geburt
- Pubertät
- Wechseljahre
- Tod

Die Geburt und der Tod sind Ereignisse, die wir selbst nicht stark bewusst wahrnehmen, doch im eigentlichen Sinne handelt es sich dabei um eine schwierige Situation, also eine Krise. Oft bezeichnen Menschen normative Krisen auch als **Entwicklungsaufgaben**, welche eine Mischung aus verschiedenen Aspekten darstellen. Unter anderem spielen die folgenden Aspekte in der Entstehung dieser Entwicklungsaufgaben eine Rolle:

* Biologische Veränderungen, wie beispielsweise die Pubertät oder auch die Menopause
* Soziale Anforderungen, wie beispielsweise die Ehe oder die Elternschaft
* Normative Verpflichtungen, wie beispielsweise dem Nachkommen der Schulpflicht

Diese Entwicklungsaufgaben gehören, wie schon gesagt, zum Leben eines nahezu jeden Menschen dazu. Damit sind sie mehr oder weniger vorhersehbar. Das heißt jedoch nicht, dass diese Aufgaben weniger schlimm sind oder die Betroffenen weniger heftig treffen.

Zu diesen normativen Krisen kommt es in der Regel, wenn Menschen im Alter voranschreiten oder körperlich reifen. Bekannte Krisen, die unter diese Kategorie fallen, stellen unter anderem die Alterskrise und die Pubertätskrise dar. Wenn du eine Anforderung spürst, welche aus deiner Umwelt oder der Gesellschaft kommt und der du dich nicht gewachsen fühlst, kann es zu einer solchen Krise kommen. Menschen, die älter werden, haben Angst davor, an Agilität zu verlieren und verspüren damit einen sehr großen Druck und Stress.

Nicht immer kommt der Druck dabei aus der Gesellschaft. Bestimmt kennst du es auch von dir selbst, dass du dir manchmal zu viel Druck machst, welcher wiederum in Stress ausartet. Vielleicht ist es dir auch schon passiert, das Gefühl zu haben, dir selbst oder deiner Umwelt nicht gerecht zu werden. Diese Gefühle, welche mit hohen Ansprüchen einhergehen, wirken sich auf unser gesamtes psychologisches Wohlbefinden aus. Vor allem, wenn Menschen in diesem Zusammenhang über eine perfektionistische Veranlagung verfügen, neigen sie dazu, sich nie mit dem Erreichten zufrieden zu geben und mehr zu wollen. Der Stress und der Druck werden immer größer, sodass es bei einigen Menschen zur Entstehung einer Krise kommt.

## INDIVIDUELLE KRISEN – JETZT WIRD ES PERSÖNLICH

Während die normativen Krisen die Eigenschaft mit sich bringen, einigermaßen vorhersehbar zu sein und im Leben eines nahezu jeden Menschen eine Rolle spielen, sind individuelle Krisen, wie der Name bereits sagt, individuell. Sie gehen jeden Menschen persönlich an und treffen somit nicht oder nicht auf die gleiche Art und Weise auf alle Menschen zu.

Individuelle Krisen entstehen im Grunde genommen durch kritische Lebensereignisse und sind somit unvorhersehbar. Sie treffen im Vergleich zu normativen Krisen weniger Menschen. Den Auslöser für das Entstehen stellen oft die folgenden Aspekte dar:

* Probleme und Verluste
* Arbeitslosigkeit
* Scheidung
* Verbrechen

Menschen nagen oft sehr schmerzhaft an individuellen Krisen, weil sie eben nicht auf viele zutreffen. Aus diesem Grund ist es wichtig, dass du nicht nur mehr darüber erfährst, was individuelle Krisen überhaupt sind. Um zu erkennen, ob und falls ja, in welcher Krise du dich befindest, ist es zudem wichtig, dass du verstehst, wie unterschiedlich sie sich gestalten können. Man spricht von:

* Überstimulierungskrisen
* Unterstimulierungskrisen
* Trauerkrise
* Krise bei lebensbedrohlichen Krankheiten

Sehen wir uns diese Krisen in den folgenden Abschnitten etwas genauer an, damit du einen Überblick darüber bekommst, was du dir darunter vorstellen kannst und wie sie dein Leben prägen können. Wenn du ein Bewusstsein über sie erlangt hast, verfügst du über eine wichtige Voraussetzung, um diese später bewältigen zu können.

## ÜBERSTIMULIERUNGSKRISE – ZU VIELE REIZE UND EMOTIONEN

Hast du Kinder? Oder hast du vielleicht schon einmal ein kleines Baby erlebt, wenn es am Abend ohne augenscheinlich ersichtlichen Grund geschrien hat? Kinderpsychologen bezeichnen diese Reaktion eines Babys als Überreaktion oder Überstimulation. In der Tat passiert dir genau dasselbe, wie einem kleinen Kind, wenn es auf zu viele Reize trifft und überstimuliert wird.

Triffst du innerhalb einer kurzen Zeit auf viele Emotionen, mit denen du nicht umgehen kannst, überschwemmen dich diese Emotionen. Die Überschwemmung basiert in der Regel auf der Tatsache, dass du die Emotionen in diesem Ausmaß zuvor noch nie erlebt hast. Kommst du in eine solche Situation schafft es dein Ich-Bewusstsein nicht, die Gefühle zu fassen, zu leben und anschließend wieder zu verabschieden. Da diese Krise nach außen erkennbar ist, erhält sie von Experten auch den Namen »laute Krise«. Versuchen Menschen diese starken Gefühle zu unterdrücken, stauen sie sich auf und »explodieren« früher oder später in der Krise. Umso wichtiger ist es, dass du weißt, wie du mit starken Gefühlen umgehst und dass du das Bewusstsein entwickelst, dass alle Gefühle ihre Berechtigung haben.

## UNTERSTIMULIERUNGSKRISE – UNTERDRÜCKEN VON GEFÜHLEN

Neben der Überstimulierungskrise gibt es auch die Unterstimulierungskrise. Anders, als die Überstimulierungskrise, die, wie schon gesagt, als »laute Krise« bezeichnet wird, ist die Unterstimulierungskrise auch unter dem Namen »leise Krise« bekannt.

Betroffene leiden in diesem Fall nicht an einem Überfluss an Reizen, sondern sie spalten sich von allen Gefühlen ab. Es findet somit eine Unterstimulierung der Gefühle statt, welche nicht mehr gelebt werden. Anders als bei der Überstimulierungskrise unterdrücken Betroffene nicht nur einen Teil der Gefühle, sondern sie wollen gar nicht erst in den Kontakt mit ihnen kommen. So gelangen Gefühle nicht mehr in das Bewusstsein und werden nur noch vom Unterbewusstsein gelebt.

## TRAUERKRISE – VERDAUEN VON VERLUSTEN

Vielleicht kannst du dir schon denken, worum es sich bei einer Trauerkrise handelt. Menschen können aufgrund verschiedener Gründe Trauer verspüren. Bekannte Gründe für die Entstehung einer Trauerkrise stellen unter anderem die Folgenden dar:

- Trennung eines Partners
- Tod eines nahestehenden Menschen
- Ablösung von den Eltern
- Entlassung vom Beruf
- Pensionierung

Aufgrund der Tatsache, dass ein Verlust oft bedeutet, dass ein wichtiger Teil des Lebens wegfällt, der eigentlich in das Identitätsleben integriert war, ziehen sich viele Menschen zurück und verschließen sich ihrem Umfeld gegenüber nahezu komplett. Da Trauer als negatives Gefühl oft von Menschen gefürchtet wird, versuchen Menschen nicht selten die Trauer zu unterdrücken. Doch genau das führt, wie bereits erwähnt dazu, dass sich die Gefühle aufstauen und früher oder später aus allen Nähten platzen.

## KRISE BEI LEBENSBEDROHLICHEN KRANKHEITEN

Im Grunde genommen fallen die Krisen bei lebensbedrohlichen Krankheiten unter die Kategorie der Verlustkrisen. Denn, wenn ein Mensch in seinem Leben auf eine lebensbedrohliche Krankheit stößt oder ein geliebter Mensch aus dem Umfeld von einer lebensbedrohlichen Krankheit betroffen ist, ruft dies in den Menschen oft ein Gefühl der Angst hervor. Die Angst davor, die Gesundheit oder die Unversehrtheit – in vielen Fällen sogar das Leben – zu verlieren, übernimmt im Leben der Betroffenen die Oberhand. Diesbezüglich spielt es für die Betroffenen eine sehr große Rolle, dass sie lernen zu akzeptieren, dass Krankheiten leider einen Bestandteil des Lebens darstellen. Zudem hilft es Betroffenen, richtig zu trauern, anstatt das negative Gefühl zu unterdrücken. Darüber hinaus lassen sich weitere schwierige Situationen finden, die jedoch je nach individueller Wahrnehmung als unterschiedlich stark empfunden werden. Hierzu gehören beispielsweise:

- Selbstzweifel
- Negative Gedanken, die in einem Gedankenkarussell enden, das Betroffenen keine ruhige Minute lässt

* Ereignisse aus der Vergangenheit, die immer wieder an die Tür klopfen und einfach nicht gehen wollen

* Depressionen und Burnout

* Starker Stress

* Ängste, wie zum Beispiel Finanzsorgen, oder auch Existenzängste, welche unter anderem durch Pandemien wie Corona oder auch Naturkatastrophen entstehen

* Blockaden, welche dich davon abhalten das zu tun, was du gerne tun würdest

* Schicksalsschläge und Sorgen

Wie du siehst gibt es viele unterschiedliche Krisen, die Menschen zu schaffen machen können. Vor diesem Hintergrund ist es wichtig, dass du deine Situation reflektierst und erkennst, was genau eine Krise ist und wann du unter einer leidest, um dich anschließend an hilfreichen Tipps und Tricks für die Bewältigung dieser orientieren zu können.

# 3. *Wie erkenne ich eine Krise?*

## ES BEGINNT BEI DIR SELBST

Es ist vollkommen richtig und normal, dass jeder Mensch Situationen anders auffasst. Einige Menschen sehen in bestimmten Umständen bereits eine Krise, während andere noch sehr gut mit der Situation umgehen können. Wobei dazu gesagt werden muss, dass einige Krisen, wie zum Beispiel die Corona-Pandemie oder Flutkatastrophen, viele Menschen treffen und somit auch in nahezu allen Betroffenen eine Krise provozieren. Doch wie bereits gesagt handelt es sich in den meisten Fällen bei einer Krise um eine subjektive Angelegenheit.

Niemand außer dir kann bestimmen, ob und wann du in einer Krise steckst. Bei einer Krise handelt es sich nicht um eine Meinung anderer Menschen und auch nicht um eine Frage der Einschätzung des Umfeldes. **Deine** Einschätzung und dein Charakter bestimmen, wann du dich in einer Krise befindest. Behalte immer im Hinterkopf, dass du allen Situationen, auf die du in deinem Leben triffst, mit einer bestimmten Vorerfahrung begegnest. Diese Vorerfahrung gestaltet sich bei jedem Menschen anders, da sie sich aus subjektiven und somit vollkommen individuellen Gefühlen, Wahrnehmungen und Kognitionen zusammensetzen.

Ein englisches Sprichwort besagt:

*»Life is 10% what happens to us*
*and 90% how we react to it.«*

Übersetzt heißt es:

*»Das Leben besteht zu 10 % aus dem,*
*was uns passiert, und zu 90 % daraus,*
*wie wir darauf reagieren.«*

Es klingt im ersten Moment vielleicht etwas komisch, aber versuche einmal ganz genau über diesen Spruch nachzudenken. Ich hoffe du wirst die Wahrheit in ihm erkennen. Im Wesentlichen sagt er nichts anderes, als dass wir 90% unseres Lebens damit verbringen, auf bestimmte Situationen zu reagieren. Vor allem wenn wir uns Situationen sehr zu Herzen nehmen oder auch emotional auf Situationen, Ereignisse oder Diskussionen reagieren. In nur 10% unseres Lebens passieren Dinge. Jetzt stelle dir einmal vor, wir würden beispielsweise weniger Zeit damit verbringen, über Aussagen von anderen Personen nachzudenken oder sogar mit Personen über emotionale Themen zu streiten. Stattdessen könnten wir versuchen ruhig und sachlich zu bleiben und zu diskutieren, sodass aus einer Mücke sprichwörtlich kein Elefant werden muss. Dadurch würden sich die 90% Reaktion verringern und auf der anderen Seite gleichzeitig die 10% des Lebens vergrößern. Wie wir also auf eine Situation, auf eine Diskussion, einen Streit oder Ähnliches reagieren, hängt von uns selbst ab. Je mehr wir uns bewusst machen, dass wir auch anders als im ersten Moment gedacht reagieren können, kann unser Leben viel entspannter werden.

Man könnte sagen, dass jeder Mensch eine vollkommen persönliche Brille besitzt, durch die er die Welt sieht. Du trägst eine bestimmte Brille und deine Mitmenschen tragen jeweils ihre eigene individuelle Brille. Deshalb kann dir auch niemand sagen, ob du eine falsche Einschätzung der Dinge hast und gar nicht wirklich in einer Krise steckst. Niemand kann für dich entscheiden, ob du mit einem bestimmten Umstand zu kämpfen hast. Du allein weißt, was du fühlst und inwiefern dich Situationen und Umstände belasten oder nicht.

# BEFINDE ICH MICH IN EINER KRISE?

Ich möchte dir dennoch Hilfestellungen geben, damit du erkennen kannst, ob du dich tendenziell in einer Krise befindest. Das Erkennen ist jedoch nicht immer leicht. Grund dafür ist unter anderem die Tatsache, dass sich viele Menschen im ersten Moment gar nicht eingestehen wollen, sich in einer Krise zu befinden. Sie versuchen mit aller Kraft die negativen Gefühle, die sich in ihnen breitmachen, zu unterdrücken. Folgende Sätze fallen recht oft, wenn sich Menschen nicht eingestehen wollen, dass sie von einer Krise betroffen sind:

- »Es ist doch gar nicht so schlimm.«
- »Schlimmer geht immer.«
- »Mir geht es doch gar nicht so schlecht.«

Es ist wichtig, eine Grenze zwischen dem Unterdrücken der Krise und positiven Affirmationen zu finden. Affirmationen sind in der Regel Aussagen und Bestätigungen wie gerade genannt, welche du dir wiederholt selbst sagst. Je öfter du diese in deinem Kopf wiederholst, desto stärker werden sie dein Unterbewusstsein erobern. Du wirst anfangen an diese Affirmationen zu glauben und dich anschließend auch so verhalten. Positive Affirmationen stellen einen effektiven Weg dar, seinen Zielen näher zu kommen und sie letztendlich zu erreichen. Sicherlich ist es immer wichtig und hilfreich, selbst in Krisen eine positive Sichtweise zu behalten und an den Tag zu legen. Doch es ist ebenso wichtig und eine Grundvoraussetzung, um mit der Krise umgehen zu können, dass du den Status Quo anerkennst und akzeptierst. Erst, wenn du dir eingestehst, unter einer Krise zu leiden, kannst du mit der positiven Sichtweise und mit optimistischen Affirmationen besser mit der Situation umgehen und positiv in die Zukunft blicken. Wie du das tust, erfährst du später im Buch.

Damit du dir also nun eingestehen kannst, unter einer Krise zu leiden, sodass du im Anschluss daran richtig mit der Situation umgehst, ist es wichtig, dass du weißt, woran du eine Krise erkennst. Sicherlich kennst du auch das Gefühl, wenn dir alles über den Kopf wächst und du denkst, dass dir alles zu viel wird. Du denkst, dass selbst das Aufstehen am Morgen eine nahezu nicht zu überwältigende Disziplin darstellt und weißt gar nicht, wie du den ganzen Tag überstehen sollst, bis du endlich wieder ins Bett oder auf die Couch fallen darfst.

Wenn du unter einer Krise leidest, kommen oft mehrere Belastungen zusammen und drücken dich so stark nach unten, dass du subjektiv gar keine Lösung mehr siehst, die deine Probleme und deine Situation lösen und verbessern könnten. Du hast Angst, nicht mehr mit deinem Leben und deiner Situation zurechtzukommen. Augenscheinlich hast du die Kontrolle verloren und hast dich auf den Beifahrersitz begeben, während die Krise den Lenker in der Hand zu haben scheint. Sie hat dir Schnüre an deine Glieder genäht und spielt mit dir wie eine Marionette, so wie sie lustig ist. All diese Gefühle machen sich in vielen Menschen breit, die unter einer Krise leiden. Neben der quälenden Frage: »Warum gerade ich?«, auf die es keine Antwort zu geben scheint, äußert sich eine Krise durch unterschiedliche Merkmale.

Natürlich heißt das nicht, dass du direkt eine Krise hast, wenn du morgens mal schwerer aus dem Bett kommst oder froh bist, wenn der Tag um ist, weil du gefühlt nichts auf die Reihe bekommen hast. Wenn du unter einer Krise leidest, handelt es sich um ein Zusammentreffen verschiedener Aspekte, die dein Leben und somit auch dein Denken und dein Handeln so sehr beeinflussen, dass du das Gefühl hast, keine Kontrolle mehr zu haben und der Situation hilflos ausgeliefert zu sein.

## SELBSTTEST IN DREI MINUTEN

Um es jetzt einmal ganz konkret und so einfach wie möglich zu machen, kannst du diesen Selbsttest durchführen. Falls du es ausprobieren möchtest, stimme bitte den nachfolgenden sieben Aussagen mit »Ja« zu oder lehne sie mit »Nein« ab.

- ⋆ Ich habe das Gefühl, mir wächst alles über den Kopf
- ⋆ Ich fühle mich ständig müde und schlapp
- ⋆ Mir fällt es schwer, mich zu konzentrieren
- ⋆ Ich sehe weniger meine Stärken, sondern richte meinen Fokus zum größten Teil auf meine Schwächen
- ⋆ Ich habe Angst, den Überblick und die Kontrolle zu verlieren
- ⋆ Ich bin ständig gestresst
- ⋆ Negative Gedanken dominieren mein Denkmuster

Wenn du fünf und mehr dieser Punkte mit »Ja« beantwortet hast, ist es wahrscheinlich, dass du in einer Krise steckst oder auf eine Krise zusteuerst. Natürlich verhält sich jede Krise, wie schon mehrfach gesagt, anders. Doch diese Merkmale spielen in Krisen und deren Verlauf definitiv eine Rolle.

Ich nehme an, dass es dir nur bedingt hilft zu wissen, **ob** du dich in einer Krise befindest oder nicht. Für dich ist es deutlich interessanter zu wissen, **in welcher Art** von Krise du dich befindest, um so nach Lösungen zu suchen, welche dir dabei helfen, den Weg aus der Krise zu finden.

Solltest du gerade mehr Aussagen mit »Nein« als mit »Ja« beantwortet haben, brauchst du die nachfolgenden Einordnungen nicht unbedingt durchführen. Aber vielleicht ist er trotzdem interessant für dich. Falls ja, stimme bitte wieder den nachfolgenden Aussagen mit »Ja« zu oder lehne sie mit »Nein« ab.

## ERSTE EINORDNUNG:

- Ich habe das Gefühl, dass viele Menschen so fühlen, wie ich.
- Es herrscht eine allgemeine komische Grundstimmung.
- Nachrichten tragen dazu bei, dass sich meine negativen Gedanken und Gefühle verstärken.

Hast du alle drei Aussagen mit »Ja« beantwortet, kann es durchaus sein, dass du dich mit kritischen Lebensereignissen auseinandersetzen musst.

## ZWEITE EINORDNUNG:

- Ich habe das Gefühl, den Anforderungen nicht zu entsprechen, die Menschen an mich stellen.
- Mein Körper verändert sich und das macht mir Angst oder sorgt für Unwohlsein.
- Meine Pflichten überfordern mich.

Hast du alle drei Aussagen mit »Ja« beantwortet, kann es durchaus sein, dass du dich in einer normativen Krise befindest, welche tendenziell jeder von uns durchmacht.

## DRITTE EINORDNUNG:

* Ich habe das Gefühl, dass niemand meine Situation versteht.
* Menschen sagen mir immer wieder, wie gut ich es doch in meiner Position habe und verstehen nicht, warum ich solche Schwierigkeiten habe.
* Ich komme mit einem einschneidenden Ereignis in meinem Leben nicht klar.

Hast du alle drei Aussagen mit »Ja« beantwortet, kann es durchaus sein, dass du dich in einer individuellen Krise befindest.

## AUSWIRKUNGEN AUF KÖRPER UND GEIST

Bevor wir zu den Phasen und Lösungen von Krisen kommen, möchte ich dir nun aufzeigen, welche Auswirkungen Krisen auf uns haben. Damit du etwas besser in dich hineinfühlen kannst. Schwierige, belastende oder sogar lebensverändernde Situationen treffen Menschen nicht nur auf der psychischen, sondern oft auch auf der physischen und sozialen Ebene. Im Folgenden werde ich diese drei Bereiche vorstellen.

## PSYCHISCHE SYMPTOME EINER KRISE

Sie drücken sich dadurch aus, dass sich Angst oder sogar Panik breit macht. Aber auch negative Gefühle, wie zum Beispiel Hilflosigkeit oder Verlorenheit stehen bei Betroffenen stark im Vordergrund. Ist dies der Fall scheint die Situation aussichtslos zu sein. Dies kann zu erhöhter Erregtheit und Anspannung führen. Dadurch kann sich die Resilienz, also die psychische Widerstandskraft beziehungsweise das psychologische Schutzschild, verringern.

Menschen sind während einer Krise oft so angeschlagen, dass bereits der kleinste Anlass ausreicht, um den Zustand zu verschlechtern oder die Stimmung noch weiter herunter zu ziehen. Ganz salopp gesagt, könnte das also bedeuten, dass du nahezu in Tränen ausbrichst, wenn dein Lieblingsjoghurt im Supermarkt ausverkauft ist oder die Bahn zu spät kommt. Du verlierst den Blick für die Realität und schätzt jede ärgerliche Situation sehr viel schlechter und schlimmer ein, als sie eigentlich ist.

Oft begeben sich Menschen in ein Schwarz-Weiß-Denken hinein. Nicht selten flüchten sich Betroffene auch in eine Traumwelt, in der sie sich nicht mit ihren Krisen auseinandersetzen und beschäftigen müssen. In vielen Fällen breiten sich Konzentrationsschwierigkeiten, sowie Lern- und Leistungsprobleme aus, was dazu führt, dass Handlungen oft ziellos durchgeführt und nicht zu Ende gebracht werden. Auch aggressives Verhalten ist ab und zu bei Menschen zu erkennen, welche sich in einer Krise befinden.

Um von der Realität abzulenken und sich aus ihr zu flüchten, begeben sich Menschen oft in Ersatzhandlungen. So kann es zum Beispiel vorkommen, dass man sich der Wäsche widmet, nachdem man erfahren hat, dass ein geliebter Mensch verstorben ist. Das zeugt nicht davon, dass es dir egal ist, sondern schlicht und ergreifend davon, dass dich die Situation überfordert und du eigentlich nur nach einer Möglichkeit suchst, aus der Realität zu flüchten. Die Ersatzhandlung stellt oft die Handlung dar, welche Kinder oft praktizieren: Finger in die Ohren stecken, Augen schließen und laut »lalala« singen, um die Umgebung nicht wahrnehmen zu müssen und nicht zu hören, was gesagt wird.

Ein weiteres Merkmal, das mit einer Krise einhergeht, stellt das Merkmal der Überforderung dar. Wenn du dich überfordert fühlst, denkst du, dass du mit bestimmten Situationen oder auch mit sich verändernden Lebensumständen nicht mehr klarkommst und, dass du ihnen nicht gewachsen bist. Du denkst, dass du nicht die Stärke und auch nicht die Fähigkeit hast, um mit deinem Leben oder mit der Situation zurecht zu kommen.

Auch der Gleichgewichtsverlust der Kontrolle und des Sicherheitsgefühls spielt bezüglich einer Krise eine fundamentale Rolle. Sicherlich wollen Menschen nicht jeden Schritt in ihrem Leben durchplanen, doch sie wollen auch nicht die Kontrolle gänzlich abgeben. Doch genau dieses Gefühl haben Menschen, wenn sie in einer Krise stecken. Sie haben das Gefühl, dass die Krise sie kontrolliert. Wenn du dich im Gleichgewicht befindest, behältst du stets einen kühlen Kopf und schaffst es somit, in verschiedenen Situationen eine Lösung zu finden, um mit der Situation klar zu kommen. Eine Krise kann so stark in dein Leben einschneiden, dass du das Gleichgewicht verlierst und somit keine Lösungsansätze mehr findest, welche dir dabei helfen, deine Situation zu lösen. Das kann dich noch mehr aus dem Gleichgewicht bringen und dich regelrecht in ein Loch stoßen. Dadurch, dass du aus dem Gleichgewicht gerätst, wenn du unter einer Krise leidest, passiert es auch oft, dass du dich wie gelähmt fühlst. Deine Gedanken scheinen in Streik getreten zu sein und entweder verschwunden und eine Leere in deinem Kopf hinterlassen zu haben. Vielleicht feiern sie auch eine wilde Party, sodass du gar keinen klaren Gedanken mehr fassen kannst. Durch diesen Umstand fühlst du dich aussichtslos und hilflos und weißt somit nicht, ob du je wieder aus der Situation herauskommen wirst.

Viele Menschen scheuen sich zudem davor, Hilfe zu suchen, wenn sie sich in einer Krise befinden, weil sie denken, dass niemand eine Lösung parat hat. Das mag in gewisser Weise auch stimmen. Andere Menschen servieren dir die Lösung auf deine Krise nicht auf dem Silbertablett. Doch in vielen Fällen kann es bereits helfen, mit jemandem über die eigene Situation zu sprechen, um sie so ein Stück verarbeiten zu können. Allein durch das Sprechen mit anderen Menschen kommen dir möglicherweise inspirierende Lösungsansätze, an die du zuvor nie gedacht hättest.

In der Regel brauchen Menschen Sicherheit in ihrem Leben. Vor allem, wenn du bislang sicher gelebt hast und dich auf dein Gefühl, dein Gleichgewicht und deine Handlungsmöglichkeiten verlassen konntest. Hast du das Gefühl, dass sich dein Leben sehr stark verändert hat und du keine Kontrolle darüber zu haben scheinst, in welche Richtung es sich bewegt, fühlst du dich hilflos und ängstlich. Bei einigen Menschen kann das sogar soweit führen, dass sie unter wahren Angst- und Panikattacken leiden.

Das letzte Merkmal, das dafür spricht, dass du unter einer Krise leidest, stellt der Druck dar, den die Krise auf dich ausübt. Dieser Druck, der von vielen Menschen als negativ und belastend empfunden wird, stellt, wenn man ihn einmal aus einer anderen Sichtweise betrachtet, jedoch eine Möglichkeit dar, um etwas in deinem Leben zu verändern und die Situation in die Hand zu nehmen. Denn der Druck, den du während einer Krise verspürst, macht im Grunde genommen nur deutlich, dass du etwas verändern musst und, dass du die Situation, so wie sie aktuell ist nicht mehr ertragen kannst. Je stärker du in der Krise steckst, umso größer wird der Druck, der auf dir zu lasten scheint. Aus diesem Grund kommen viele Menschen früher oder später an dem Punkt an, an dem sie sich eingestehen, dass sie so nicht mehr weitermachen können – ganz egal, ob die Krise von außen auf sie einwirkt, wie zum Beispiel bei einer Pandemie, oder ob sie durch andere Lebensumstände, wie die Arbeit provoziert wurde.

Der erste Schritt zur Bewältigung stellt genau diese Ansicht dar, etwas an der Situation ändern zu müssen. Es ist vollkommen normal, dass sich Menschen in den ersten Momenten in die Opferrolle begeben und sich von ihr mitreißen lassen. Allerdings macht die Opferrolle die Situation nicht besser, weshalb es wichtig ist, dass du dich aus der Opferrolle heraus begibst und die Situation in die Hand nimmst.

## KÖRPERLICHE SYMPTOME EINER KRISE

Dein Körper kann ebenso auf eine schwierige Situation reagieren. In der Regel tut er das auch sofort, selbst bei kleinen Krisen ist das der Fall. Manchmal merken wir es gar nicht. Ändert sich die Belastung jedoch nicht, wird es sich irgendwann bemerkbar machen. Schlaflosigkeit und Abgeschlagenheit sind Beispiele, woraus auch Müdigkeit und die bereits erwähnten Konzentrationsschwäche resultieren können. In weiteren Fällen können Herzrasen, Zittern, Atemnot und Atembeschwerden, Schluckbeschwerden, Magen-Darmprobleme, Kopfweh, Schwindel, Beschwerden im ganzen Bewegungsapparat, Appetitlosigkeit sowie allgemeine Probleme mit dem Essen, wie zum Beispiel Essattacken, Bulimie oder Magersucht auftreten. Die Liste ist lang, doch das soll dich nicht verschrecken. Bitte denke immer daran, dass es einen Grund für Beschwerden gibt. Und wenn es einen Grund gibt, lässt sich dieser durch Methoden und Maßnahmen auch beseitigen. Dazu im dritten Schritt dieses Buches mehr. Sollte es dir körperlich wirklich sehr schlecht gehen, dann ist es ratsam sich professionelle Hilfe zu holen und zum Arzt zu gehen.

## SOZIALE BEZIEHUNGEN IN EINER KRISE

Neben psychischen und physischen Symptomen können schwierige Situationen auch soziale Auswirkungen haben. Manchmal grenzen sich Betroffene, die in einer Krise stecken, von ihrem Umfeld wie Familie und Freunde ab und machen vollkommen zu, sodass niemand mehr Zugang zu ihnen findet. Das bestätigt auch die Aussage, die immer wieder getätigt wird: Zum Helfen gehören immer zwei – einer der helfen will und einer, der sich helfen lassen will. Dass du das Buch in den Händen hältst ist also bereits der erste wichtige Schritt, um aus der Krise herauszukommen.

Oft herrscht zwischen Menschen ein gegenseitiges Unverständnis. Auf der einen Seite kann die Person, die unter der Krise leidet, die Mitmenschen nicht mehr verstehen und auf der anderen Seite können die Mitmenschen den Betroffenen nicht mehr verstehen. Etwas anders gestaltet es sich bei Krisen, die alle Menschen oder große Gruppen treffen. Doch selbst in diesen Fällen nimmt jeder die Krise anders wahr und geht folglich auch anders mit ihr um. So kann es auch bei Betroffenen, die sich in derselben Krise befinden, zu einem gegenseitigen Unverständnis kommen.

# 4. Die vier Phasen einer Krise

Um mit Krisen umgehen und sie anschließend bewältigen zu können, ist es nicht nur wichtig zu wissen, durch welche Merkmale sich eine Krise äußert. Es ist auch wichtig zu wissen, in welchen Phasen die Krise verläuft. Dies ist nicht nur interessant, um bestimmen zu können, in welcher Phase du dich möglicherweise gerade befindest. Das Wissen über die verschiedenen Phasen ist zudem sehr wertvoll, damit du sehen kannst, dass eine Krise endlich ist und immer die Möglichkeit der Lösung mit sich bringt.

Die Forschung hat dazu bereits sehr gute Erkenntnisse zu Tage gebracht. Die Professorin für Psychologie an der Universität Zürich, Verena Kast, geht sogar so weit, dass sie sagt, dass zwischen dem Verlauf einer Krise und dem schöpferischen Prozess eines Menschen, der sich in einer Krise befindet, ein enger Zusammenhang besteht. Somit gehen das Leiden während einer Krise sowie die Freude über die Lösung und das Schaffen neuer Umstände Hand in Hand. Findest du deinen Weg aus der Krise und bekommst durch neue Wege und Möglichkeiten einen Abstand zu der Situation, findest du nicht nur deinen Weg aus der Krise heraus, sondern du schaffst es gleichzeitig auch, dein Bewusstsein zu erweitern und somit deinen Horizont zu bereichern.

An und für sich lässt sich der Verlauf einer Krise laut dem Psychiater Johann Cullberg als auch der Psychologin Verena Kast in folgende vier Phasen einteilen:

- Phase 1 »Schock«: Nicht wahrhaben wollen
- Phase 2 »Reaktion«: Aufbrechende, chaotische Emotionen
- Phase 3 »Bearbeitung«: Suchen, Finden, Trennen
- Phase 4 »Neuorientierung«: Neuer Selbst- und Weltbezug

Trotz der Individualität von Krisen hat die Forschung es möglich gemacht, Phasen zu definieren, die fast jede noch so kleine Krise durchläuft. Der Ablauf der Phasen erfolgt idealtypisch aufeinander aufbauend, doch kann unterschiedlich lang sein. Es mag sein, dass du dich schon länger in einer Krise befindest und somit das Gefühl hast, einfach nicht aus ihr ausbrechen zu können. Es ist jedoch vollkommen normal, dass sich Phasen wiederholen.

Stell dir einmal vor, wie lange ein Sportler trainieren muss, um an einem Wettkampf teilnehmen zu können. Möglicherweise kann er eine Strecke von 50 Metern sehr schnell und wettbewerbsreif laufen. Das heißt jedoch nicht, dass er auch direkt die 100 Meter Strecke so laufen kann, dass er an einem Wettbewerb teilnehmen könnte. Um als 100 Meter Läufer an einem Wettbewerb teilnehmen zu können, muss er trainieren und die Strecke immer wieder laufen. Erst, wenn er die Strecke immer wieder gelaufen ist und sich dabei verbessert hat, kann er im Anschluss daran an dem Wettkampf teilnehmen und sich später an der 150 Meter Strecke versuchen.

Wenn du eine Phase bereits erlebt hast und anschließend ein zweites Mal durchlebst, passiert das in der Regel auf einem höheren Niveau. Selbst, wenn es für dich auf den ersten Blick nicht den Anschein mit sich bringt, dass du dich verbessert hast oder besser mit deiner Krise umgehst, machst du mit jedem Wiederholen einer Phase einen weiteren Schritt nach vorne. Natürlich musst du dabei immer im Hinterkopf behalten, dass jeder Mensch Krisen anders auffasst und somit die Phasen der Krise anders erlebt.

## PHASE 1 »SCHOCK«: NICHT WAHRHABEN WOLLEN

Die erste Phase einer Krise kennst du bestimmt sehr gut. In ihr drängen sich folgende Fragen und Aussagen förmlich auf:

* Träume ich?
* Das kann gar nicht wahr sein, oder?
* Ich muss mich in einem bösen Traum befinden, aus dem ich bestimmt bald wieder aufwachen werde…
* Das kann nicht wirklich passiert sein. Das sieht man doch nur im Fernsehen.

Denke nur einmal daran, wie du mit der Pandemie umgehst. Wenn du dich heute auf die Straße begibst und dich umsiehst – was siehst du? Menschen mit Mundschutz und Menschen, die Abstand voneinander halten. Du denkst vielleicht, dass du dich bereits an diesen Anblick gewöhnt hast, doch wenn du einmal genauer darüber nachdenkst, kommt es dir bestimmt immer noch so vor, als befändest du dich in einem Science-Fiction-Film und nicht in der Realität, oder? Du kannst es, wenn du ehrlich zu dir selbst bist, eigentlich kaum glauben, was du siehst und denkst immer noch, dass du morgen aufwachen und wieder in einer Welt leben wirst, in der die Menschen ohne Mundschutz über die Straßen laufen, sich keine Schlangen vor den Impfzentren bilden und Menschen keinen Abstand zueinander halten müssen.

Es ist nicht leicht, sich mit neuen Situationen abzufinden. Ganz egal, ob es sich um eine Pandemie, eine Flutkatastrophe, Stress auf der Arbeit, eine einschneidende Diagnose vom Arzt oder den Verlust eines geliebten Menschen handelt. Ganz egal, was auch immer die Krise in dir hervorruft – die erste Reaktion besteht erst einmal darin, die Situation zu negieren und sie nicht wahrhaben zu wollen.

Typisch für diese Phase sind unter anderem die folgenden Aspekte:

- Der Schmerz wird abgespalten und du begibst dich in eine Blase, welche dich von jeglicher Empfindung und allem Schmerzempfinden schützt.

- ⋆ Du fühlst dich leer. Passiert es dir auch manchmal, dass dich die Erkenntnis darüber, dass sich die Welt trotz deiner Krise weiterdreht und die Menschen dennoch weitermachen, schockiert und versteinern lässt?

- ⋆ Du hast das Gefühl zu träumen und glaubst deinem Empfinden nicht mehr. Du denkst, dass deine aktuelle Situation gar nicht real sein kann und grenzt dich somit von ihr ab.

- ⋆ Du leugnest die Situation und stellst sie in Frage. In dem Fall einer Diagnose könnte das zum Beispiel bedeuten, dass du die Kompetenz des Arztes in Frage stellst und die Diagnose somit anzweifelst.

Wie lange diese Phase andauert, ist von Mensch zu Mensch unterschiedlich. Siehst du dir erneut die Pandemie durch Corona an, ist zu erkennen, dass viele Menschen immer noch mit der Akzeptanz des Status Quo zu kämpfen haben, was darauf hindeutet, dass diese erste Phase durchaus mehrere Monate dauern kann. In der Regel lässt sich sagen, dass diese erste Phase Stunden, Tage, Wochen, Monate und in Ausnahmefällen sogar Jahre andauern kann.

## PHASE 2 »REAKTION«: AUFBRECHENDE, CHAOTISCHE EMOTIONEN

Wie sagt man so schön? – »Wer A sagt, muss auch B sagen?« Somit folgt auf die erste Phase die zweite Phase, in der du dich mit den Gefühlen, welche du in der ersten Phase der Krise bislang und zum größten Teil noch unterdrückt hast, auseinandersetzt. Die Tatsache, dass du die Gefühle für eine längere Zeit unterdrückt hast hat dazu geführt, dass sie sich aufgestaut haben und dich nun in der zweiten Phase oft heftiger treffen, als es dir lieb ist.

Typisch für diese zweite Phase ist auch die am Anfang bereits erwähnte und oft gestellte Frage nach dem Warum. Warum hat die Krise gerade mich getroffen? Warum befinde gerade ich mich in dieser Situation? Warum muss ich leiden? Verschiedene Emotionen machen sich breit. Du weinst, schreist, bist wütend oder traurig, fühlst dich überfordert, hilflos, alleingelassen und verlassen. Du hast vielleicht das Gefühl, nicht mehr geliebt zu werden und weißt nicht, wie du mit der Flut dieser Gefühle umgehen sollst. Der Kontrollverlust, den viele Menschen in dieser Phase erleben, führt dazu, dass die Gefühle buchstäblich eine wilde Party feiern und das Chaos somit perfekt machen.

Bei einigen Menschen findet dieses Chaos rein innerlich statt, andere Menschen leben das Chaos nach außen aus. Vielleicht kennst du die Situation, lachen zu müssen, wenn alle anderen Menschen um dich herum weinen und trauern. Du lachst nicht, weil du die Situation so lustig findest, sondern, weil du mit der Flut und der Wucht der Gefühle in diesem Moment schlicht und ergreifend nicht umgehen kannst.

Typisch für die zweite Phase der Krise sind dabei unter anderem die folgenden Aspekte:

- Du verspürst sehr viele Gefühle auf einmal und weißt eigentlich gar nicht mehr, was du fühlen sollst.

- Angst entwickelt sich, weil du langsam realisierst, dass die Situation wahr ist und, dass du sie nicht nur geträumt hast. Du hast möglicherweise Angst davor, allein in der Situation zu sein, verlassen zu werden oder nicht mit ihr klar zu kommen.

- Viele Menschen haben den Anspruch an sich selbst, sich zusammenreißen und zusammennehmen zu müssen.

* Oft fühlst du dich in dieser Phase unruhig und zweifelst an deiner Kompetenz, sowie an deiner Frustrationsgrenze. Du hast das Gefühl ein »Weichei« geworden zu sein und dir alles zu Herzen zu nehmen, ohne dabei zu merken, dass nicht du schwach bist, sondern dass vielmehr die Emotionen stark und heftig sind.

Viele Menschen haben besonders große Probleme mit dieser Phase. Denn in dieser Phase klopfen alle Gefühle an deine Tür, die du zuvor ausgeschlossen und ausgegrenzt hast. Sie treffen, wie eine Welle, in dein Leben und sind für dich somit nur sehr schwer zu ertragen. Deshalb stellt diese Phase auch eine der schwersten Phasen für Betroffene dar.

Es ist wichtig, dass du die Gefühle nicht erneut unterdrückst und dich aus der Realität flüchtest. Vielmehr ist es für dich wichtig, die Gefühle auszuhalten und Strategien zu entwickeln, um mit ihnen umgehen zu können. Nur, wenn du die Emotionen lebst, kannst du sie anschließend verabschieden und somit Platz schaffen, um zu Lösungen zu kommen und aus der Krise hinauszufinden. In der zweiten Phase findet somit die wichtige Vorarbeit statt, die du brauchst, um in die dritte Phase der Krise einzutauchen.

## PHASE 3 »BEARBEITUNG«: SUCHEN, FINDEN, TRENNEN

Die dritte Phase stellt die Phase dar, in der du dich langsam mit der Situation abfindest. Aber Achtung – es ist wichtig an dieser Stelle den Unterschied zwischen »Akzeptieren« und »Hinnehmen« deutlich zu machen. Viele Menschen nehmen den Begriff des Akzeptierens der Situation meist recht negativ auf und verwechseln ihn mit der Hinnahme einer Situation.

Das **Akzeptieren** einer Situation stellt eine wichtige Grundvoraussetzung dar, um einen Weg aus der Krise zu finden. Das **Hinnehmen** einer Situation hingegen bedeutet, dass du dich mit ihr zufrieden gibst und versuchst irgendwie mit ihr zu leben, ohne Lösungen zu finden, die dir dabei helfen können, aus der Situation heraus zu kommen. Demnach ist es wichtig, dass du die Situation akzeptierst und dir vor Augen führst, dass deine Krise deine Realität ist. Allerdings handelt es sich nicht um eine Realität, in der du den Rest deines Lebens leben musst, sondern es liegt in deiner Hand, wie du die Situation aufnimmst und was du aus ihr machst.

Typisch für diese dritte Phase sind die folgenden Verhaltensweisen und Merkmale:

* Du akzeptierst deinen Status Quo und schaffst somit die beste Voraussetzung, um etwas zu ändern.

* Du verstehst, was passiert ist und siehst sogar einen Sinn hinter der Krise. Deine Sichtweise ändert sich und du fasst die Krise nicht mehr als rein negativ auf, sondern siehst auch positive Aspekte in ihr.

* Durch die Akzeptanz deiner Situation und das Zulassen der Gefühle in dieser zweiten Phase, fängst du an, Eigenverantwortung zu übernehmen. Anstatt dich von der Krise treiben zu lassen, nimmst du wieder das Steuer in die Hand und bestimmst, in welche Richtung dein Leben in Zukunft verlaufen soll.

* Oft empfindest du in dieser Phase auch Freude und Erleichterung, weil du offener mit deiner Situation umgehst und einen anderen Blickwinkel auf sie entwickelst. Dadurch fällt es dir leichter wieder die Kontrolle zu übernehmen.

## PHASE 4 »NEUORIENTIERUNG«: NEUER SELBST- UND WELTBEZUG

Die vierte und letzte Phase der Krise besteht darin, dass du die Änderung der Sichtweise auf die Krise als Anlass nimmst, um den Schmerz und die anderen negativen Emotionen, die sie in dir provoziert, loszulassen und neue Werte zu etablieren. Du wagst dich an Lösungsansätze heran und gestaltest dein Leben neu, sodass du nach und nach aus der Krise kommst und obendrauf die im ersten Moment womöglich schlimme und einschneidende Situation nutzt, um etwas Schönes, Gutes und für dich Erfolgreiches zu schaffen.

Wie viele Menschen haben sich während der Pandemie und den Lockdowns selbstständig gemacht, weil sie erkannt haben, was sie wirklich glücklich macht? Wie viele Menschen haben als Familie wieder zusammengefunden und sind nun glücklicher als vor der Pandemie? Natürlich gibt es auf der anderen Seite auch Menschen, die unter der Krise leiden, was eben auch davon zeugt, dass jeder Mensch anders mit Krisen umgeht und jeder Mensch ein anderes Tempo bezüglich der Bewältigung der Situation an den Tag legt.

Die positiven Resultate, die eine Krise mit sich bringen kann, bedeuten nicht, dass man sie sich schönredet. Bestimmte schwierige Ereignisse können schlimm sein und Menschen treffen. Einige Menschen schaffen es allein nicht aus der Krise heraus und tragen auch Jahre nach der Krise die Folgen von ihr mit sich. Doch, wenn du in der vierten Phase der Krise angekommen bist, stehst du nur noch einen Schritt vor dem Verlassen der Situation.

Typische Aspekte der vierten und somit letzten Phase der Krise, sind die Folgenden:

* Du lässt deinen Schmerz und all die anderen negativen Gefühle los und öffnest dich für die positiven und schönen Gefühle, die auf dich warten.

* Möglicherweise etablierst du neue Werte und wirst dir darüber bewusst, was dir im Leben wirklich wichtig ist. Vor allem Krisen wie die Pandemie zeigen vielen Menschen ganz deutlich, auf was es im Leben wirklich ankommt.

* Oft lernst du in Krisen und durch die Hilfe, die du durch andere Menschen erfährst und den Zusammenhalt, der sich bei Betroffenen oft ausbreitet, neue Menschen kennen und baust neue Beziehungen auf.

* Dein Horizont erweitert sich. Wenn du in einer Krise nach Lösungen suchst, suchst du oft in mehrere Richtungen. Unter Umständen lernst du so Lösungen und Möglichkeiten kennen, die du vorher sonst nicht gesehen hast.

Das Durchleben und das Überwinden einer Krise erfordert von Betroffenen viel Kraft. Viele Menschen wissen nicht, wie sie die neu gewonnenen Erfahrungen und Erkenntnisse umsetzen sollen, um die Krise bewältigen zu können. Einige Psychologen und Psychologinnen nutzen im Hinblick auf Krisen und die Bewältigung dieser ein anderes Modell, sodass es durchaus sein kann, dass du auf andere Namen für die einzelnen Phasen stößt. Worüber sich die Forscher jedoch allesamt einig sind, ist die Tatsache, dass Krisen in verschiedenen Phasen verlaufen und immer eine Chance für eine persönliche Entwicklung darstellen, welche du wahrnehmen solltest. Manchmal überlappen Phasen auch und in einigen Fällen kann es, wie schon gesagt, vorkommen, dass sich einige Phasen wiederholen, bevor du in die nächste Phase kommst.

Nachdem du jetzt weißt, was eine Krise ist, wie du sie erkennst und welche Phasen sie durchläuft, hast du bereits ein gutes Bild, womit du es überhaupt zu tun hast. Die nächsten Kapitel dieses Buches sollen dir dabei helfen, die Chancen zu sehen, welche jede Krise mit sich bringt. Du wirst lernen, dass eine Krise nicht zwangsläufig eine Verdammung zu einem schlechteren Leben darstellt. Zudem bekommst du hilfreiche Methoden an die Hand, welche dir dabei helfen, Krisen zu meistern und im Anschluss daran ein glücklicheres und erfüllteres Leben zu führen als du es vorher getan hast.

# SCHRITT B: VERÄNDERE DEINE PERSPEKTIVE

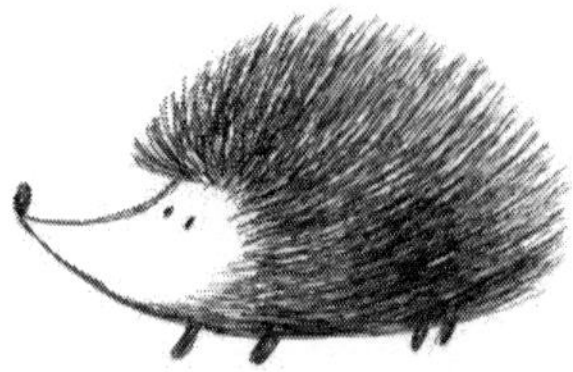

*»Das Wort Krise setzt sich im Chinesischen aus zwei Schriftzeichen zusammen – das eine bedeutet Gefahr und das andere Gelegenheit.«*

John Fitzgerald Kennedy, Politiker

Eine Krise bedeutet für viele Menschen auf den ersten Blick eine negative Situation, die mit vielen negativen Aspekten einhergeht und für einen allgemeinen Zustand des Unwohlseins sorgt. Dass eine Krise, so belastend sie für dich auch sein mag, stets die Chance mit sich bringt, dass du über dich hinauswachsen kannst, erkennen viele Menschen nicht direkt.

Aus diesem Grund erfährst du im zweiten Schritt dieses Buches etwas über das Chancen-Mindset und die Möglichkeiten, welche sich hinter Krisen verstecken. Oft schlagen Menschen nach der Auseinandersetzung mit schwierigen Situationen neue Wege ein und führen ein glücklicheres Leben. Manchmal hilft uns eine Krise aber auch schlicht und ergreifend dabei, den anschließenden Erfolg in unserem Leben noch mehr wertzuschätzen und ihn nicht als »selbstverständlich« hinzunehmen.

Es geht jetzt darum, deine innere Stärke zu finden und den Willen in dir zu wecken, dich aus der »Opferrolle« heraus zu bewegen, um Herr oder Frau der Situation zu werden. Dies trifft sowohl auf kleine als auch auf große Krisen zu. Beide bergen in sich die Chance, dir neue Erkenntnisse zu verschaffen und über dich hinaus zu wachsen, sowie deinen Horizont zu erweitern.

## 5. Die Krise – Verdammung oder Chance?

Wenn du ein Glas Wasser auf dem Tisch stehen siehst und es beschreiben müsstest – was würdest du eher sagen?

* »Das Glas ist halbleer«

* »Das Glas ist halbvoll«

Interessant an diesen beiden Aussagen ist die Tatsache, dass beide ein und dasselbe Glas beschreiben. Sie bringen jedoch einen vollkommen anderen Beigeschmack mit sich, da sie einer anderen Einstellung und somit einer anderen Sichtweise entspringen. Überträgt man das halbleere und das halbvolle Glas auf schwierige Situationen, wird offenbar, dass es immer zwei Möglichkeiten gibt, eine Krise zu betrachten und zu beschreiben – und folglich auch anzugehen:

* Die Krise gewinnt die Oberhand und zieht dich herunter.

* Oder die Krise fordert dich heraus und gibt dir den Anstoß, dich mit dir selbst, deinem Leben, deinen Wünschen und auch deiner Einstellung auseinander zu setzen.

Um eine Krise bewältigen zu können, helfen dir zwar die Methoden, die du im dritten Schritt dieses Buches genauer kennenlernen wirst; doch sie helfen nur dann, wenn du sie mit der richtigen Einstellung in dein Leben integrierst. Nur, wenn du wirklich davon überzeugt bist, eine Chance in deiner Krise zu sehen und sie zum Positiven wendest, wirst du schon bald die Früchte deiner Einstellung aufsammeln können. Wie sagt man so schön?

*»Es ist wie es ist. Aber es wird, was du daraus machst.«*

Für Krisen können Menschen nicht immer etwas. Nicht immer liegt es in unserer Macht, ob wir auf eine zufahren oder nicht. Ganz egal, welche Umstände zu der Krise geführt haben – es ist wichtig, dass du immer eine positive Einstellung besitzt und sie nicht als deinen Feind, sondern als Hilfe siehst. Eine schwierige Situation kann dich dabei unterstützen herauszufinden, was du wirklich möchtest und welche Wege für dich vielleicht doch besser sein könnten. Manchmal hilft eine Krise aber auch dabei, die Zweifel aus der Welt zu schaffen, welche wir manchmal hegen. Vielleicht bist du dir über eine bestimmte Entscheidung in deinem Leben unsicher und die Krise bzw. die Version deiner selbst, die aus dieser Krise hervorgeht, gibt dir die Bestätigung darüber, dich genau auf dem richtigen Weg zu befinden. In all diesen Aspekten spielt das sogenannte Chancen-Mindset eine fundamentale Rolle. Um dieses optimal zu entwickeln und anzuwenden, ist es wichtig zu verstehen, was ein Mindset überhaupt ist.

## VORTEILE DES CHANCEN-MINDSETS

Der Begriff »Mindset« kommt aus der englischen Sprache und kann auf verschiedene Weise übersetzt werden. Unter anderem bedeutet er:

- Einstellung
- Denkweise
- Haltung
- Mentalität

* Lebensphilosophie
* Weltanschauung
* Orientierung

Allgemein gesagt steckt hinter dem Begriff »Mindset« meistens, wie du bestimmte Situationen bewertest und auf welche Weise du ihnen gegenübertrittst. Das Mindset bestimmt, wie du denkst und wie du mit Situationen umgehst. Das Mindset bestimmt, ob du mit einer positiven oder einer negativen Einstellung auf Situationen in deinem Leben blickst.

Je nachdem, welches Mindset du hast, siehst du in Krisen eine Verdammung oder eine Chance. Mit einem Chancen-Mindset schaffst du es auch in negativen Situationen eine Chance zu sehen. Sicherlich heißt das nicht, dass du deine negativen Gefühle unterdrückst und auf dem lodernden Feuer tanzt. Es heißt vielmehr, dass du das Feuer nutzt, um dich an ihm zu wärmen und es zum Positiven zu wenden. Krisen sind nie schön. Doch das sagt das Chancen-Mindset auch nicht. Das Chancen-Mindset erkennt die Situation an, so wie sie ist. Du darfst traurig sein, dich verloren fühlen und wütend werden. Lasse all diese Gefühle zu, um sie anschließend verabschieden zu können. So machst du deinen Kopf frei, um die Chance in der Krise zu sehen.

Wie siehst du Krisen und allgemein negative Situationen? Lässt du dich schnell aus der Ruhe bringen? Spielen sich direkt unterschiedliche Katastrophen-Szenarien vor deinem inneren Auge ab? Es ist nicht leicht, sein Mindset zu ändern. Es erfordert Willenskraft und Zeit, das starre Mindset, das jede Situation direkt in die Kategorien »gut« und »schlecht« unterteilt, aufzulockern. Doch es lohnt sich. Ein Chancen-Mindset hilft dir nicht nur dabei, Situationen nicht mehr nur als negativ und belastend abzuschreiben und in Fehlern oder Krisen eine Chance zu sehen, sondern es bringt in allen Bereichen deines Lebens Vorteile mit sich, von denen du profitieren wirst.

Stelle dir einmal die Situation vor, dass du ein starkes Chancen-Mindset ausgeprägt hast. Folgende Punkte werden deine Persönlichkeit ab diesem Moment an ausmachen:

- Du bist wissbegieriger, allgemein offener und lässt dich viel leichter auf neue Dinge, Erfahrungen und Wege ein.
- Du weißt, dass Erfolg nicht von allein entsteht und mit einem Strauß Blumen in der Hand an deiner Tür klingelt. Vielmehr weißt du, dass hinter jedem Erfolg ein Weg liegt, der gelaufen

werden muss. Zudem weißt du, dass jeder Weg anders ist und viele Straßen zum Erfolg führen.

- Du kennst deine Schwächen und betrachtest sie als Chance, sie in Stärken zu verwandeln. Mit dem Chancen-Mindset lässt du dich nicht von den negativ betrachteten Schwächen aufhalten, sondern konzentrierst dich auf die Dinge, die du gut kannst, um deinen persönlichen Weg zu finden.

- Herausforderungen versetzen dich nicht mehr in Angst und Panik. Mit einem Chancen-Mindset nimmst du Herausforderungen nicht nur deutlich einfacher und bereitwilliger an, sondern du lässt dich auch nicht mehr in ein Loch fallen, falls du scheitern solltest. Das Scheitern gibt dir vielmehr die Motivation es nochmal zu versuchen oder einen anderen Weg zu wählen, um deinem Ziel näher zu kommen. Eine Straße, die du ausschließen kannst, ist keine Niederlage, sondern eine wichtige Erkenntnis, um die richtigen Wege für dich finden zu können.

Um diese positive Sicht auf die Dinge entwickeln zu können, brauchst du vor allem den Willen dafür, deine Einstellung zu ändern und in einem mit Wasser befüllten Glas ein halbvolles Glas an der Stelle eines halbleeren Glases zu sehen. Auf deinem Weg dahin kannst du dich an den folgenden Tipps orientieren.

## CHANCE 1 – OFFENHEIT FÜR NEUE DINGE

Um neue Chancen in unterschiedlichen Situationen und Lebenslagen sehen zu können, ist es wichtig, dass du offen für neue Dinge bist und keine Angst davor hast, Fehler zu machen. Sicherlich heißt das nicht, dass du dich, ohne dir Gedanken machen zu müssen, in jede beliebige Herausforderung stürzt. Es ist durchaus wichtig und richtig, die eigenen Erfolgschancen abzuwägen, dabei aber immer mit einer positiven Einstellung voranzugehen. Du wirst nicht wissen, welches Potenzial in dir steckt und wie viele Fähigkeiten in dir stecken, wenn du immer in deiner Komfortzone bleibst. Forderst du dich nie selbst heraus und gehst an den Punkt, an dem es anstrengend und herausfordernd wird, wirst du nicht über dich selbst hinauswachsen können.

Stelle dich demnach Herausforderungen und betrachte Fehler nicht als Fehler, sondern vielmehr als Möglichkeiten, deinen Horizont zu erweitern und neue Dinge zu lernen. Wenn du auf einem Weg scheiterst, stehen dir noch viele andere Wege zur Verfügung, welche du einschlagen kannst. Sage nicht nur »A« und lasse dich herunterziehen, wenn »A« nicht funktioniert. Sondern sage auch B, C, D oder E – solange, bis du deinen Weg gefunden hast und du deinen Pfad aus der Krise, hin zum Wohlsein und zu deinem persönlichen Erfolg, findest.

## CHANCE 2 – HABE GEDULD UND VERTRAUE

Menschen, die ein negatives Mindset haben, neigen oft dazu, sich selbst klein zu machen und sich somit den Glauben daran zu nehmen, dass sie mit etwas Übung und Geduld an ihr Ziel kommen. Das Resultat besteht dann oft darin, dass du dich zufrieden gibst und dir einredest schon irgendwie klar zu kommen. Doch ist das wirklich der Sinn der Sache? Ist es wirklich schön, mit dem Kopf stets nur einen Zentimeter über dem Wasser zu sein? Ist es nicht viel schöner, richtig schwimmen zu lernen und zu der Insel zu gelangen, auf der du dich erholen, entspannen und genau das Leben führen kannst, das du möchtest?

Rede dir durch das negative Mindset nicht ein, bestimmte Dinge nicht zu können, sondern bringe mit dem positiven Chancen-Mindset die Geduld auf, die du brauchst, um deinen Fähigkeiten die Zeit zu geben, die sie brauchen, um sich entwickeln zu können – Relax and take it easy!

Ein Satz, den Menschen mit einem negativen Mindset oft von sich geben, lautet: »Ich kann das nicht!«. Klappe zu, Affe tot. Du kannst das nicht und deshalb gibst du dich jetzt mit deiner Situation zufrieden und versuchst irgendwie die Tage zu überstehen. Stattdessen akzeptierst du mit einem Chancen-Mindset zwar, dass du bestimmte Dinge noch nicht kannst, weißt aber auch, dass du mit etwas Zeit, Geduld und mit Arbeit an dir selbst, Fähigkeiten ausweiten und unterstützen kannst, um dich den Aufgaben und Herausforderungen zu einem späteren Zeitpunkt erfolgreich stellen zu können. Vertraue an der Stelle dir selbst. Du wirst es schaffen. Du kannst das!

## CHANCE 3 –
## FEUERE DICH SELBST AN

Würdest du deinem besten Freund oder deiner besten Freundin jemals sagen, dass er oder sie etwas nicht kann oder nicht schafft? – Wohl eher nicht. Du würdest ihn oder sie stattdessen anfeuern und ihm oder ihr beiseite stehen. Stehe auch dir beiseite, indem du dein eigener bester Freund oder deine eigene beste Freundin bist – feuere dich an und klatsche, wenn du kleine Meilensteine bewältigst. Sei stolz auf dich, wenn du einen kleinen Schritt machst. Erfolg und auch die Weiterentwicklung deines Mindsets erfolgt in kleinen Schritten. Erkenne sie an und feiere sie.

## CHANCE 4 –
## NIMM HERAUSFORDERUNGEN AN

Die Tatsache, dass sich Menschen mit einem negativen Mindset viele Dinge nicht zutrauen und sich durch eine Krise eher noch stärker herunterziehen lassen, führt oft dazu, dass Menschen Herausforderungen nicht annehmen. Eine Krise stellt für sie in gewisser Weise die Bestätigung dar, dass sie nichts können und Erfolg nicht verdient haben. Dies ist keine gute Einstellung. Nimm Herausforderungen lieber an und sei erstaunt darüber, wie viele Dinge du schaffen kannst. Selbst wenn du scheitern solltest, bist du um viele Erfahrungen reicher und kannst es das nächste Mal noch besser machen.

Auch der Perfektionismus spielt in diesem Zusammenhang eine nicht zu unterschätzende Rolle. Menschen, die zum Perfektionismus neigen, nehmen sich neuen Herausforderungen in der Regel nicht an, wenn sie nicht ganz genau wissen und davon ausgehen können, dass sie diese mit Bravour meistern werden. Werde dir darüber bewusst, dass das Leben nicht perfekt ist. Kein Mensch ist perfekt und keine Situation ist perfekt. Nimm dich der neuen Herausforderungen an und gehe neue Wege, um so zu erkennen, welch großes Potenzial in dir steckt und wie viel du schaffen kannst. Finde deinen Weg, um die Krise bewältigen zu können.

Mit einem Chancen-Mindset und einer allgemein positiven Einstellung erfüllst du eine der wichtigsten Voraussetzungen, um deinen Weg aus der Krise zu finden.

# SCHRITT C: ENTWICKLE DEIN PSYCHOLOGISCHES SCHUTZSCHILD

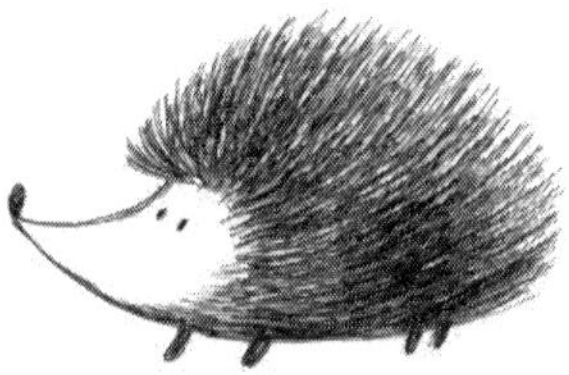

*»Krise ist ein produktiver Zustand. Man muss ihm nur den Beigeschmack der Katastrophe nehmen.«*

Max Frisch, Schriftsteller

Du weißt nun, was eine Krise ist und wie sie sich äußert. Du weißt auch, dass Krisen, genau wie alle anderen Situationen im Leben, immer aus zwei Blickwinkeln betrachtet werden können. Du bist reicher um die Erkenntnis, dass hinter jeder Krise, mag sie in Anlehnung an das Zitat auch noch so sehr nach einer Katastrophe aussehen, auch die Chance steckt, dass du über dich hinauswachsen und neue Wege für dich entdecken kannst. Auch habe ich dir aufgezeigt, wie wichtig die Entwicklung eines Chancen-Mindsets ist und dass es eine fundamentale Grundvoraussetzung darstellt, um gut mit deinen Herausforderungen umgehen zu können.

Die Frage, welche jetzt noch offen ist und viele Menschen beschäftigt, ist die Frage danach, wie du am besten vorgehst, um schwierige Situationen zu meistern und dir dadurch ein starkes psychologisches Schutzschild für deine Seele aufbaust. Eine Krise regt dich zur Handlung an und stellt im optimalen Fall einen produktiven Zustand dar, der zu großartigen und erfolgreichen Ergebnissen führen kann. Es ist wichtig, der Krise den negativen Beigeschmack zu nehmen und mit den entsprechenden Methoden zu lernen, angemessen mit ihr umzugehen.

Deshalb erfährst du in diesem letzten Schritt mehr darüber, wie du Krisen am besten bewältigst bzw. welche Methoden, Tipps und Tricks dich dabei unterstützen, gelassen zu bleiben und dich nicht in dem Loch zu verlieren in das du im ersten Moment vielleicht gefallen zu sein scheinst.

# 6. Wie finde ich den Weg aus meiner Krise?

Welche Schritte sind nun wichtig? Wie bahnst du dir den Weg aus der Krise? Wie gehst du am besten vor? An dieser Stelle ist es nochmal wichtig zu erwähnen, dass sich jede Krise anders gestaltet. Jeder Mensch nimmt Situationen anders wahr und geht somit auch anders mit Krisen um. Der Weg aus der Krise hinaus gestaltet sich für jeden Menschen anders. Während ein Weg für dich den richtigen Weg aus der Krise hinaus darstellen mag, kann ein anderer Mensch vollkommen andere Straßen einschlagen und ganz anderes Schuhwerk wählen, um auf den Wegen zu laufen.

Es ist aus diesem Grund wichtig, dass du das bereits thematisierte Chancen-Mindset entwickelst und dir immer wieder vor Augen führst, dass du dich auf dich und deine Entscheidungen verlassen kannst. Selbst, wenn sich eine Entscheidung nicht als das herausstellt, was du dir von ihr erwartet hattest, bedeutet das nicht, dass du gescheitert bist. Nur mit dieser Einstellung und diesem Bewusstsein findest du deinen Weg aus der Krise und lässt dich nicht aus der Bahn werfen. Du kannst dir selbst vertrauen.

An dieser Stelle ein Hinweis zum Thema Selbstvertrauen. Falls dich das Thema Selbstbewusstsein und Selbstvertrauen im Speziellen interessiert, wie du es entwickelst um zum Fels in der Brandung zu werden, empfehle ich dir mein Buch mit dem Namen **»Sei mutig! Selbstbewusstsein stärken und Selbstvertrauen gewinnen in 3 Schritten.«** Es stellt eine gute Ergänzung zu diesem Buch dar, um deine Psychologie und deine Persönlichkeit noch weiter zu stärken. Du findest es auf Amazon unter dem Autor Emilia Williams. Du kannst auch direkt den folgenden **Link** nutzen oder wenn du ein Taschenbuch liest den **QR-Code** mit deiner Foto-App scannen, um direkt zum Buch zu gelangen. Ich wünsche dir viel Freude damit.

https://bit.ly/seimutigselbstvertrauen

Aber nun zurück zum Weg aus schwierigen Situationen. Unabhängig davon, dass jeder Mensch individuelle Wege findet und unterschiedlich viel Zeit braucht, um den Weg aus einer Krise zu finden, gibt es 5 Anhaltspunkte, an denen du dich orientieren kannst.

In den folgenden Abschnitten sehen wir uns diese etwas genauer an.

- Nimm den Status Quo bewusst an
- Löse dich von dem Druck
- Löse dich von den Erwartungen anderer Menschen
- Baue Stress ab
- Überdenke deine Ziele

## NIMM DEN STATUS QUO BEWUSST AN

Eine positive Einstellung bedeutet nicht, dass du dir Dinge schönredest. Viele Menschen begegnen einer positiven Lebenseinstellung oft kritisch, weil sie genau das denken. Um deine Krise bewältigen und den Weg aus ihr hinausfinden zu können, solltest du sie dir auf keinen Fall schönreden. Es besteht ein sehr großer Unterschied zwischen »Schönreden« und »Akzeptieren«. Ein weiteres Wort, das auch mit in den Vergleich geworfen werden kann, ist das Wort »Zufriedenstellen«. Auch dieser Begriff spielt eine wichtige Rolle und hat nichts mit den anderen beiden Begriffen zu tun.

Um deine Krise bewältigen zu können ist es wichtig, dass du den Status Quo annimmst. Das ist der essenzielle Punkt und zeichnet vor allem die erste Phase einer Krise aus, welche wir im ersten Schritt bereits als »Schock« kennengelernt haben. Das heißt, dass du dir darüber bewusst wirst, dass du dich in einer Situation befindest, welche dich belastet und in der du dich nicht befinden möchtest. Du weißt, dass du dein Leben so nicht leben möchtest und dir für dich selbst andere Umstände wünschst. Dieses Bewusstsein hat nichts damit zu tun, dass du dir deine Situation schönredest oder dass du dich mit ihr zufriedengibst.

Sie schön zu reden würde bedeuten, dass du dir selbst einredest, glücklich zu sein und genau das Leben zu leben, das du dir immer gewünscht hast, auch wenn das nicht der Wahrheit entspricht. Sie hinzunehmen und sich mit ihr zufrieden zu geben würde bedeuten, dass du nichts an ihr änderst, weil du denkst, dass sie sich eh nicht ändern wird.

Siehst du den Unterschied? Um etwas an einer Situation, wie einer Krise ändern zu können, ist es also wichtig, dass du sie erst einmal akzeptierst und dir eingestehst, wie der Status Quo ist. Viele Menschen versuchen zu verdrängen, dass sie sich in einer Krise befinden und wollen sich diesen Umstand nicht eingestehen. Halte dir die Hände weder vor die Augen noch auf die

Ohren, sondern trete der Situation auf Augenhöhe gegenüber, um sie zu studieren. Sieh genau, in welcher Situation du dich befindest und wie sie sich gestaltet, um anschließend über sie hinauswachsen zu können.

## LÖSE DICH VON DEM DRUCK

Viele Menschen haben es nicht gelernt, mit ihren Gefühlen umzugehen, was sich unter anderem darin äußert, dass sie negative Gefühle unterdrücken und somit nicht zulassen. Einige Menschen scheinen nahezu Angst vor negativen Gefühlen zu haben, sodass sie sich nicht ausleben. Dazu wirst du im nächsten Kapitel mehr erfahren.

Ein weiterer Aspekt, der bei sehr vielen Menschen zu großem Druck führt, ist Perfektionismus. Das Leben ist nicht perfekt! Wenn man einmal etwas genauer darüber nachdenkt, wäre es auch sehr langweilig, wenn das Leben immer perfekt wäre. Ich bin der Auffassung, dass Perfektion überhaupt nicht existiert. Wir können lediglich nach ihr streben. Löse dich von dem Druck, den du dir oft selbst machst, lasse deine Gefühle zu und habe nicht den Anspruch an dich, so schnell wie möglich eine Lösung zu finden. Es ist wichtig, dass du eine gute Lösung findest und den Weg wählst, der für dich der Beste ist. Mache nicht den Fehler, auf irgendeine Lösung zurückzugreifen, die dir vielleicht temporäre Erleichterung schafft, dich auf Dauer gesehen jedoch nicht glücklich macht. Es geht nicht darum, so schnell wie möglich, egal wie, aus der Krise zu kommen. Es geht darum, einen Weg zu finden, mit dem du dich wohlfühlst und der dir langfristig Erfolg bringt.

## LÖSE DICH VON DEN ERWARTUNGEN ANDERER MENSCHEN

- »Lach doch mal!«
- »Ach, ist doch gar nicht so schlimm!«
- »Also, ich würde das ja so machen.«
- »Warum ziehst du schon wieder so ein Gesicht?«
- »Das ist jetzt aber echt Meckern auf hohem Niveau.«

Kennst du diese Sätze? Haben dir Menschen aus deinem Umfeld auch schon einmal gesagt, dass deine Situation gar nicht so schlimm ist und dass du dich zusammenreißen sollst? Wie oft wurde dir schon gesagt, dass du dich einfach mal entspannen sollst? Bestimmt hast du diese Sätze schon einmal gehört. Und wie oft haben dir diese Sätze geholfen? Vermutlich nie. Vielleicht meinen es einige Menschen nur gut. Doch, wie sagt man doch gleich? – »Gut gemeint, ist nicht immer gut gemacht!«

Doch warum bekommst du diese Sprüche überhaupt zu hören? Warum denken Menschen beurteilen zu können, wie schlimm deine Situation ist und dir Ratschläge darüber zu geben, wie du am besten mit der Situation umgehst? Ich sage dir, dass viele Menschen der heutigen Gesellschaft eine bestimmte Erwartungshaltung an ihre Mitmenschen haben. Sie denken, dass die anderen Menschen sich auf eine bestimmte Art und Weise, ihre Art und Weise, verhalten sollten. Zudem haben sie keine Scheu davor, diese Erwartungen offenkundig mitzuteilen und ihre oft ungefragte Meinung mit anderen zu teilen.

Lass mich dir eines sagen, was in diesem Zusammenhang sehr wichtig ist: In deinem Leben geht es erst einmal nur um dich! Es geht darum, was du in deinem Leben möchtest und wie du mit der Krise, in der du dich befindest, umgehst. Es geht darum, welches Leben du führen möchtest. Alles andere kommt erst danach. Denn alles andere kann erst gut werden, wenn du für dich weißt, was du willst und was dich glücklich macht.

Dann stehen die Chancen gut, dass du auch nachhaltig glücklich wirst oder bleibst.

In der Leistungsgesellschaft, in welcher wir leben, in der sich alles darum dreht, gut und vor allem schnell und effektiv zu arbeiten, haben Gefühle und »Probleme«, die dich aufhalten, nach Meinung vieler schlicht und ergreifend nichts zu suchen. Die Gesellschaft erwartet von dir, dass du immer leistungsfähig und einsatzbereit bist und deine Krisen somit in gewisser Weise ignorierst. Sie haben keinen Platz und sollen am besten von einem Tag auf den anderen aus der Welt geschafft werden.

Bei dieser Erwartungshaltung musst du allerdings nicht mitmachen. Nur, weil andere Menschen von dir erwarten, deine Krisen innerhalb eines Tages zu bewältigen oder zu ignorieren, weil »es anderen Menschen schließlich schlechter geht« und Menschen immer wieder feststellen, dass sie gerne deine Probleme hätten, da sie »echte Probleme« haben und sich nicht annähernd so stark von ihnen herunterziehen lassen, wie du das mit deinen »unbedeutenden« Problemen tust. Doch deine Situation hat das Recht gesehen und verarbeitet zu werden. Eine Krise zu bewältigen ist ein Prozess. Mit der Entscheidung, deine Krise anzugehen, begibst du dich auf eine Reise, die, je nach Person und Umstand, mehr oder weniger Zeit in Anspruch nimmt.

Versuche dich von den Erwartungen der Gesellschaft zu lösen und gestehe dir die negativen sowie positiven Gefühle zu, welche mit einer schwierigen Situation einhergehen. Gib dir die Zeit, die du brauchst, um mit der Situation umgehen und sie bewältigen zu können.

## BAUE STRESS AB

Gefühle, welche unterdrückt und nicht gelebt werden, stauen sich auf und arten irgendwann in Stress aus. Nur, weil du sie nicht siehst, heißt das nicht, dass sie nicht da sind. »Aus dem Auge, aus dem Sinn« trifft somit nicht zu. Neben unterdrückten Gefühlen sorgt aber auch die gerade erwähnte Erwartungshaltung der anderen Menschen sowie der Druck, den wir uns selbst machen, für Stress. Stress macht auf Dauer nicht nur krank, sondern schränkt uns auch enorm in unserer Handlungsfähigkeit ein.

Bestimmt kennst du das Gefühl, in stressigen Situationen keinen klaren Kopf zu haben und somit auch keinen klaren Gedanken fassen zu können. Doch genau dieser Umstand stellt eine wichtige Voraussetzung dar, um sich Krisen erfolgreich stellen zu können. Baue aus diesem Grund aktiv Stress ab und gehe somit sehr viel gelassener, entspannter und vor allem mit einem sehr viel klareren Kopf an die Situationen heran. Mit welchen Methoden du Stress abbaust und psychologisch stärker wirst, erfährst du in den nächsten Kapiteln, in denen es um Gelassenheit, Achtsamkeit und Resilienz im Speziellen geht.

## ÜBERDENKE DEINE ZIELE

Der letzte Tipp, der eine wichtige Rolle spielt, um den Weg aus der Krise zu finden besteht darin, dass du dir darüber bewusst wirst, dass sich Ideen und Pläne immer wieder ändern können. Denn nicht selten befinden sich Menschen in einer Krise, in der sie sich nicht mehr glücklich fühlen oder viel Stress erleben, weil sie sich einreden genau das im Leben zu machen, was sie immer machen wollten, obwohl sie eigentlich gerne etwas anderes machen würden.

Wer ein Leben lebt, welches mit den eigenen Wünschen und Vorstellungen nicht übereinstimmt, leidet unter einer Krise, die von der Gesellschaft oft heruntergespielt wird. Natürlich handelt es sich bei der Frage nach dem Sinn des Lebens um eine philosophische Frage, auf die viele Menschen eine andere Antwort und mindestens genauso viele Menschen keine Antwort haben. Ganz egal, ob du eine Antwort auf die Frage hast oder nicht – der Sinn des Lebens besteht nicht darin, etwas zu machen, was dich herunterzieht oder was dir keine Freude bereitet.

Du kannst deinen Weg zu jeder Zeit ändern. Du entscheidest, wann du einen neuen Weg einschlägst und welches Schuhwerk du dir anziehst, um die Wege zu bestreiten. Manchmal ist es aber nicht das Ziel, das sich ändert. Manchmal sind es die Wege, die sich auf dem Weg zu deinem Ziel ändern. Der Weg zu deinem Ziel geht nicht immer geradeaus. Was einigen Menschen als Umweg erscheint, ist in Wahrheit nur eine Möglichkeit, noch mehr Erfahrungen zu sammeln, welche du für dein Ziel benötigst.

# 7. Gefühle besser einordnen

Es ist von hoher Bedeutung, seine eigenen Gefühle besser zu verstehen. Es geht vor allem darum sie zuzulassen und nicht zu verstecken oder zu unterdrücken. Gefühle sind nicht schwarz oder weiß. Es ist normal, dass Gefühle schwanken. Dass sie uns mitunter regelrecht auf eine emotionale Achterbahnfahrt mitnehmen und uns dabei etwas durcheinanderbringen. Dazu passend kennst du vielleicht den Ausspruch »Himmelhoch jauchzend, zu Tode betrübt.« Wir können uns in einem Moment klein und bedeutungslos fühlen, in einem anderen Moment jedoch groß und bedeutsam. Es ist abhängig von der Situation und dem Kontext.

Die gute Nachricht ist, dass wir unseren Gefühlen nicht hilflos ausgeliefert sind. Auf dem Weg zu starker Resilienz und Widerstandsfähigkeit werden wir unseren eigenen Wert erkennen und wissen, was uns stolz macht. Das ermöglicht uns mit der Zeit die Gefühle, mit denen wir Tag für Tag durch das Leben gehen, selbst zu wählen und stärker zu beeinflussen. Gefühle von Hilflosigkeit und Bedeutungslosigkeit werden nicht dabei sein – dafür jedoch viel Selbstwertgefühl.

Bevor wir jedoch an unseren Gefühlen arbeiten können, gehen wir noch eine Ebene tiefer zu den menschlichen Emotionen. Diese grundsätzlich zu verstehen, wird dir helfen dich selbst besser zu reflektieren. Im Unterschied zu Gefühlen lassen sich Emotionen nicht steuern. Emotionen werden in unserem Unterbewusstsein als spontane Reaktion auf externe Reize erzeugt. Neurowissenschaftler wie zum Beispiel Daniel Kahneman haben herausgefunden, dass Menschen zu 100% von Emotionen gesteuert werden. Für diese Erkenntnis wurde ihm sogar der Nobelpreis verliehen. Die Einordnung, ob wir eher Bauch- oder Kopfmenschen sind ist damit widerlegt. Menschen sind stets Bauchmenschen. Wir werden von unserem Autopiloten im Unterbewusstsein gesteuert und beeinflusst. Diese lassen sich im Vergleich zu Gefühlen nicht beeinflussen.

Ja, es ist wichtig, dass wir uns in unserem Leben auf die positiven Aspekte konzentrieren. Allerdings schließen sich Negativität und Positivität nicht aus. Es gibt nun einmal verschiedene Emotionen und Gefühle. Noch wichtiger als das Positive zu sehen ist demnach, das Spannungsverhältnis zu den negativen Emotionen zu meistern. Denn eins ist klar: würden wir die Kälte von negativen Gefühlen nicht kennen, wären wir nicht dazu in der Lage die Wärme der positiven Gefühle willkommen zu heißen und zu genießen. Wir können

Freude vor allem deshalb genießen, weil wir wissen, wie sich Wut und Trauer anfühlen. Hier verhält es sich so wie bei den vier Jahreszeiten. In San Francisco ist es fast das ganze Jahr um die 20 Grad Celsius warm. So schön es am Anfang sein mag, es kann auf Dauer auch eintönig werden. In Deutschland freuen wir uns nach einem kalten, verschneiten Winter auf einen milden Frühling mit all seinen schönen Blumen. Bevor wir uns dann im Sommer an der Wärme und Sonne ergötzen.

Negative Emotionen und Gefühle sind also wichtig für unsere psychologische Balance. Sie sollten nicht unterdrückt, sondern bewältigt werden. Unterdrückte oder aufgestaute Gefühle können früher oder später zu der Entstehung von Krisen führen. Wer seine negativen Gefühle nicht zulässt riskiert, dass das Fass irgendwann überläuft. Aus diesem Grund musst du lernen, deine Gefühle zu akzeptieren und zu leben – ganz egal, ob es sich bei den Gefühlen um positive oder um negative Gefühle handelt. Das Leben ist nicht immer eitel Sonnenschein. Einzig durch die Kombination aus Regen und Sonne kann ein wunderschöner Regenbogen entstehen. Blumen brauchen sowohl Sonne als auch Regen, um wachsen zu können. So brauchen auch wir Menschen sowohl die negativen als auch die positiven Gefühle, um unsere Ziele erreichen zu können.

Leider fällt es vielen Menschen schwer mit den eigenen Gefühlen umzugehen, weil sie in der Kindheit nie die Möglichkeit dazu hatten, ihre Gefühle auszuleben. Umso wichtiger ist es nun, dass du dich deiner Gefühle annimmst und nicht zumachst, wenn sich der Kloß in deinem Hals bildet oder die Grube in dem Bereich deiner Magengegend immer tiefer wird. Sei dankbar für deine Gefühle und lebe sie, um sie anschließend verabschieden zu können. Das bedeutet nicht, dass du in deinen negativen Gefühlen ertrinkst, sondern vielmehr, dass du ihrem Grund auf die Spur kommst.

## DER BESSERE UMGANG MIT GEFÜHLEN

Wenn du traurig, glücklich oder auch wütend bist, versuche deine Gefühle nicht zu unterdrücken. Nimm dir stattdessen Zeit und setze dich damit auseinander. Versuche gedanklich herauszufinden, welche Gefühle du gerade spürst und aus welchen Emotionen sie gespeist sind. Komm dir selbst ein Stück näher, indem du dir die Frage nach dem »Warum« stellst. Warum fühlst du, wie du gerade fühlst?

Um verstehen zu können, warum du bestimmte Gefühle fühlst, drückst du sie am besten aus. Sage, was du fühlst, weine, wenn du weinen möchtest und schreie, wenn du die Wut nicht mehr zurückhalten kannst. Wissenschaftlern zufolge führen zu stark und vor allem zu lang unterdrückte Gefühle auf die Dauer zu Depressionen oder zum Burnout. Um einen besseren Umgang mit den Gefühlen lernen zu können, kannst du auf diese Tipps zurückgreifen:

* Führe ein Glückstagebuch und halte dort jeden Tag mindestens 3 Dinge fest, die dich an dem Tag glücklich gemacht oder andere positive Gefühle in dir hervorgerufen haben. Das kann etwas ganz Kleines sein, wie beispielsweise die Sonnenstrahlen, welche dich am Morgen gestreichelt haben. Oder ein schönes Feedback von einem Freund oder einer Freundin.

* Lasse Gefühle ziehen, welche dir nichts nutzen und die du nicht mehr brauchst. Fühlst du dich beispielsweise schlecht, weil dir dein ehemaliger Partner oder Partnerin geschrieben hat? Dann versuche nicht in die Vergangenheit zu blicken, sondern in die Zukunft mit all ihren Möglichkeiten und den Dingen, welche dir Freude bereiten, zu schauen. Ersetze negative Gefühle klar durch positive Gefühle.

* Verlasse den Raum und gehe einen Moment an die frische Luft, wenn du das Gefühl hast, keine Kontrolle über deine Gefühle zu haben. Du wirst sehen, dass dir die frische Luft und das andere visuelle Umfeld in Kombination mit etwas Ruhe deine Emotionen etwas herunterfahren wird und du deine Gefühle klarer einordnen kannst.

## SO TRAUERST DU RICHTIG

Nicht selten geraten Menschen in Krisen, weil sie trauern. Da es sich bei der Trauer um ein negatives Gefühl handelt, ist es wichtig, diese nicht einfach zu unterdrücken und so zu tun, als sei alles in Ordnung. Stattdessen ist es fundamental den richtigen Umgang mit der Trauer zu finden und die Gefühle somit nicht zu unterdrücken. Da der Fall der Trauer jedoch einen Sonderfall darstellt, erhältst du in diesem Abschnitt einige Tipps, wie du besser mit dem Gefühl der Trauer umgehst.

* Gebe dir Zeit und verlange nicht von dir, dass du dich bereits nach ein paar Tagen oder Wochen wieder gut fühlst.

* Rede mit anderen Menschen. Während des Sprechens mit anderen Menschen verarbeitest du deine Gefühle ein Stück.

* Kümmere dich um dich selbst und tu dir etwas Gutes. Du kannst unter anderem Sport treiben oder dir dein Lieblingsessen besorgen.

* Suche dir ein Hobby und schaffe somit einen Ausgleich zu den negativen Gefühlen. Das hat nichts damit zu tun, dass du deine negativen Emotionen unterdrückst. Vielmehr geht es darum, einen Ausgleich zwischen negativen und positiven Gefühlen zu schaffen. Denn, während du einer Sache, die dir Spaß macht und Freude bereitet, nachgehst, schüttet dein Körper Glückshormone, Endorphine, aus.

Natürlich gestaltet sich jeder Trauerprozess anders und jeder Mensch geht auf andere Art und Weise mit negativen Gefühlen wie der Trauer um. Dennoch ist es wichtig den für sich persönlich richtigen Weg zu finden, um mit den Gefühlen umgehen zu können, ohne sie zu unterdrücken.

## 8. Befreiende Gelassenheit lernen

Um eine Krise erfolgreich überwinden zu können, ist es wichtig, dieser mit dem nötigen Maß an Gelassenheit gegenüber zu treten. Denn eine Krise bedeutet für die Betroffenen in aller erster Linie »Schock« und »Stress«. Dieser Zustand verleitet Menschen anschließend nicht selten zum bekannten Katastrophendenken, weshalb es umso wichtiger ist, diesem Stress schnell den Riegel vorzuschieben. Und wie könnte man dem Stress besser und effektiver den Kampf ansagen als mit Gelassenheit?

Um Gelassenheit zu lernen, stehen dir viele unterschiedliche Methoden und Möglichkeiten zur Auswahl, aus denen du wählen kannst. Das Setzen persönlicher Grenzen stellt einen Bestandteil der Gelassenheit dar. Denn, wenn Menschen deine Grenzen immer und immer wieder überschreiten und sie somit nicht beachten und respektieren, führt das ebenfalls zu Stress. Lege also einen großen Wert auf Gelassenheit und integriere sie in deinen Alltag. Je gelassener du bist, umso weniger lässt du dich von Umständen und Situationen aus der Ruhe bringen.

# DAS SETZEN KLARER GRENZEN

Um persönliche Grenzen sowohl zu setzen als auch durchsetzen zu können, ist es wichtig zu wissen, wo deine persönlichen Grenzen überhaupt liegen. Werde dir darüber bewusst, wie weit andere Menschen bei dir gehen können und wie lange du dich wohlfühlst. Sagst du vielleicht viel zu oft »Ja« zu Menschen, obwohl du eigentlich lieber »Nein« sagen würdest? Nimmst du möglicherweise zu viele Aufgaben und Arbeiten an, obwohl du dich überfordert fühlst?

Es gibt viele Gründe, warum andere Menschen unsere persönlichen Grenzen nicht respektieren. Einer dieser Gründe ist unter anderem der, dass wir selbst oft gar nicht wissen, wo unsere Grenzen liegen. Spüre aus diesem Grund in dich hinein und finde für dich heraus, wo deine Grenzen liegen. Behalte dabei auch im Hinterkopf, dass diese Grenzen nicht fest und unverschiebbar sind, sondern, dass du sie immer und immer wieder verschieben kannst. Du musst dich für das Verschieben deiner Grenzen nicht rechtfertigen und kannst immer wieder neue Grenzen setzen.

Indem du deinen Mitmenschen klare Grenzen setzt, kommunizierst du ihnen ganz klar und deutlich, wann dir Dinge zu weit gehen. Nur auf diese Weise schützt du dich und deine emotionale Gesundheit. Die Grenzen, welche du setzt, beziehen sich dabei nicht nur auf dein privates Leben, sondern auch auf deinen Job, weshalb es umso wichtiger ist, dass du dich mit deinen persönlichen Grenzen auseinandersetzt und dich dafür einsetzt, dass sie von deinen Mitmenschen eingehalten und respektiert werden.

Um Grenzen setzen zu können, musst du sie erst einmal identifizieren. Vor allem, wenn du in Kontakt mit anderen Menschen negative Gefühle, wie zum Beispiel Unwohlsein, Wut und Ärger verspürst, deutet das darauf hin, dass deine Grenzen überschritten wurden oder dass du selbst deine Grenzen überschreitest. Identifiziere deine Grenzen erst einmal, indem du dich fragst:

* Wann du das letzte Mal das Gefühl gehabt hast, dich verteidigen zu müssen.
* Wann du das letzte Mal »Ja« gesagt hast, obwohl du eigentlich lieber »Nein« gesagt hättest.
* Wann du das letzte Mal etwas bereut hast, etwas zu tun, was du eigentlich gar nicht tun wolltest.

Schreibe dir die Antworten auf diese Fragen auf und analysiere sie, um festzustellen, wo deine persönlichen Grenzen liegen und wann und inwiefern sie von anderen Menschen überschritten wurden.

Um die Grenzen durchsetzen zu können, fängst du am besten klein an und übe dich zuerst an Menschen, die dir fremd sind. Sage zum Beispiel »Nein«, wenn dich jemand danach fragt, ob du an einer Umfrage teilnehmen möchtest oder lehne den Sitzplatz im Restaurant, den du nicht haben willst, ab. Je mehr du deine Grenzen bei fremden Menschen etablierst und durchsetzt, umso leichter wird es dir fallen, die Grenzen auch bei Menschen aus deinem näheren Umfeld zu kommunizieren und durchzusetzen. Wenn du das nachhaltig versuchst, wirst du sehen, dass es dir immer leichter fallen wird, deine persönlichen Grenzen zu ermitteln und im Anschluss daran durchzusetzen.

# 10 EINFACHE TRICKS FÜR MEHR GELASSENHEIT

Neben dem klaren Festlegen deiner persönlichen Grenzen für mehr Gelassenheit in deinem Leben, gibt es auch andere Methoden und Möglichkeiten, um mehr Gelassenheit in dein Leben zu bringen.

## 1. »OMMMH« – BLEIB RUHIG

Mache dir immer wieder klar, dass es sich nicht lohnt, sich aufzuregen. Das, was passiert ist, kannst du nicht ändern. Du kannst die aktuelle Situation nur nutzen, um das Beste aus ihr zu machen. Wenn du darauf verzichtest, dich aufzuregen, wirst du sehr viel klarer auf die gesamte Situation blicken können und folglich sehr viel besser über deine nächsten Handlungen nachdenken können. Versuche stets an den Spruch zu denken, welchen ich am Anfang des Buches bereits erwähnt habe:

*»Das Leben besteht zu 10 % aus dem,*
*was uns passiert, und zu 90 % daraus,*
*wie wir darauf reagieren.«*

## 2. ENTSPANNE DICH GEZIELT

Körperliche Anspannung führt zu seelischer Anspannung, genauso wie seelische Anspannung zu körperlicher Anspannung führt. Umso wichtiger ist es also, dass du deinen Körper entspannst, was du am besten mit gezielten Entspannungstechniken machst. Beliebte Methoden, die sich diesbezüglich einer großen Bekanntheit erfreuen, sind unter anderem Yoga, Meditation, progressive Muskelentspannung oder auch autogenes Training. Mit den Basis-Übungen zu Yoga und Meditation weiter hinten im Buch kannst du damit direkt loslegen.

## 3. KONZENTRIERE DICH AUF DEINE ATMUNG

Bevor sich irgendeine Form von Gefühl in dir ausbreiten kann, solltest du dir einen Moment Zeit nehmen und tief einatmen. Halte für einen kurzen Moment inne. Zähle innerlich bis zehn und konzentriere dich auf deinen Atem. In der Regel schaffst du es so, der ersten Reaktion, die vollkommen spontan auf einen bestimmten Umstand folgt, den Riegel vorzuschieben. Somit verhinderst du, dass du »außer Kontrolle gerätst« und wirst in der Folge viel entspannter reagieren können.

## 4. GÖNNE DIR PAUSEN

Sorge dafür, dass der Stress keine Chance mehr hat. Wenn du merkst, dass dir Dinge zu viel werden, nimm dir eine Pause und lasse keine Schuldgefühle hochkommen. Du bist ein Mensch und keine Maschine. Du musst deine To-Do-Liste nicht an einem Tag abarbeiten oder die Nächte durchmachen. Es ist wichtig, dass du dich erholst und dass du dir über den Tag hinweg Erholungspausen gönnst.

## 5. KENNE DEINE ÄNGSTE

Angst zu haben mag vielleicht eine natürliche Reaktion auf Gefahr sein. Doch wenn die Angst dein Leben dominiert, steht dies im Gegensatz zur Gelassenheit. Kenne aus diesem Grund deine Ängste und setze dich mit ihnen auseinander. Warum hast du Angst? Was kannst du machen, um dich deiner Angst zu stellen? Aus der Wissenschaft ist bekannt, dass der beste Weg, um seine Ängste zu überwinden, der Weg ist, auf welchem man sich seinen Ängsten stellt. Wenn du beispielsweise Angst vor Spinnen hast, dann versuche sie das nächste Mal trotzdem selbst zu eliminieren oder nach draußen zu setzen. Dieses Prinzip gilt für alle Ängste.

## 6. FINDE DEINE TRIGGERPUNKTE

Es ist wichtig, dass du weißt, was Stress und negative Emotionen in dir hervorrufen. Sobald du weißt, worin diese Punkte, Anmerkungen, Kommentare oder Themen bestehen, kannst du die notwendigen Schritte einleiten, diese Triggerpunkte zu vermeiden oder angemessen mit ihnen umzugehen. Beispielsweise könntest du den Kontakt mit einer Person, welche immer wieder auf den gleichen alten Themen »herumreitet« in Zukunft meiden.

## 7. SAGE DEM PERFEKTIONISMUS GOODBYE

Wer immer nach Perfektionismus strebt, setzt sich selbst unter Druck, verursacht Stress und verhindert somit die Entstehung von Gelassenheit. Werde dir darüber bewusst, dass das Leben und du nicht perfekt ist und nicht perfekt sein muss. Wirst du dir darüber bewusst, kannst du endlich entspannter durch das Leben gehen. Es müssen nicht immer 110% Leistung sein. Auch 90% reichen aus. Die 20% um von 90 auf 110 zu kommen kosten dich viel Zeit und Nerven – versuche je nach Aufgabe, ob Privat oder im Beruf, dies einmal zu reflektieren und zu schauen, wo du gerade mehr als nötig machst und was der Vorteil davon ist. Ist der Vorteil nicht gegeben, bekommst du beispielsweise keine Anerkennung oder Wertschätzung für deine »Extrameile«, dann kannst du beim nächsten Mal versuchen 90% zu geben. Du wirst sehen, ob dies auch ausreicht. In den meisten Fällen wird das der Fall sein, ich weiß das aus eigener Erfahrung.

## 8. FEHLER SIND NORMAL UND MENSCHLICH

Durch Gelassenheit und Lockerheit dir selbst gegenüber entwickelst du Selbstvertrauen. Es ist wichtig, sich trotz seiner Fehler, die jeder hat, mit Liebe und Zufriedenheit zu betrachten. Wirst du dir darüber bewusst, dass Fehler vollkommen normal und menschlich sind, wird es dir sehr viel leichter fallen gelassen zu bleiben, wenn du einen Fehler machst oder wenn andere Menschen einen Fehler begehen.

Sich hinzustellen und zu sagen »Ich bin nicht perfekt«, ist sehr schwierig. Einen Fehler vor einer Gruppe zuzugeben kann nicht jeder. Dafür braucht es ein gutes Selbstbewusstsein und vor allem ein hohes Selbstvertrauen, dass dieser Fehler in Zukunft nicht mehr passieren wird. Stellt man sich jedoch einmal so offen vor anderen dar, und gibt einen Fehler zu, offenbart man temporär vielleicht eine Schwäche. Doch langfristig wird sich das in eine Stärke verwandeln. Das Einsehen oder Zugeben eines Fehlers wird dich stärker machen. Dein Mut, deine Offenheit, deine Authentizität an der Stelle wird die Menschen in deinem Umfeld beeindrucken.

## 9. DIE REALITÄT HAT IMMER MEHRERE BLINKWINKEL

Werde dir aus diesem Grund immer wieder darüber bewusst, dass du stets nur eine Seite der Realität siehst, nämlich deine, und nicht zu 100 Prozent weißt, wie andere Menschen bestimmte Situationen sehen. Jeder hat seine eigene Realität, welche aus seinen individuellen Erfahrungen gebildet werden. Aus diesem Grund ist es wichtig, dich in andere Menschen hineinzuversetzen und mit ihnen zu sprechen, bevor du dich aufgrund eines bestimmten Verhaltens aufregst und in Stress versetzen lässt.

## 10. VERGISS DEIN ALTER

Das Alter. Es ist die vermutlich älteste Einordnung von Menschen in Schubladen. Ähnlich den Sternzeichen wird man einer bestimmten Gruppe zugeordnet. Bist du Wassermann, dann hast du diese und jene Charaktereigenschaften. Bist du Waage, dann verhältst du dich meistens so und so. Analog findet dieses Schubladendenken beim Alter statt. Menschen über 60 wird weniger zugetraut, Menschen unter 30 sind noch »grün hinter den Ohren« und so weiter. Tendenziell spüren Menschen mit steigendem Alter mehr Druck und weniger Gelassenheit. Die Zeit verrinnt und es gibt vielleicht noch so viel zu tun... Doch lass mich dir eines sagen: sowohl Sternzeichen als auch das Alter kann man sich nicht aussuchen! Man wird durch seine Geburt automatisch zugeordnet, ob man will oder nicht. Meinst du, dass das richtig ist? Meinst du, weil jemand 60 Jahre alt ist, sollte er sich so verhalten, wie man es von einem 60-jährigen erwartet?

Ich habe folgende Erfahrung gemacht. Ich kenne Menschen, die 50 Jahre alt sind – doch wenn ich mich mit ihnen unterhalte, denke ich, sie sind erst Ende dreißig. Weil sie gedanklich offen, gewitzt und körperlich fit sind. Wenn sie mir ihr Alter verraten, bin ich überrascht. Ich kenne umgekehrt auch Menschen, welche auf dem Papier 30 Jahre alt sind, ich aber den Eindruck habe, dass sie schon kurz vor der fünfzig stehen – so sehr lieben sie ihren Garten und so wenig wollen sie die Möglichkeiten des Lebens auskosten.

Was ich damit sagen will, ist, dass du dich gänzlich von dem Druck, den dein Alter vielleicht auf dich auswirkt, lösen kannst. Es ist völlig unerheblich, ob du 15, 31, 52 oder 67 Jahre alt bist – du bist so jung, wie du dich **fühlst**. Wenn du dich 10 Jahre jünger fühlst, weil du beispielsweise regelmäßig Sport treibst, dann ist das Klasse. Fühlst du dich 10 Jahre älter, weil du schon in jungen Jahren sehr erwachsen und reif denkst, dann ist das ebenso Klasse. Du bist großartig so wie du bist, ganz egal welche Zahl auf dem Papier steht. Du kannst alles erreichen, was du dir vorstellen kannst. Glaube an dich, deine Intuition und an deine Fähigkeiten. Wenn du das tust, wirst du automatisch gelassener.

# 9. Bewusste Achtsamkeit entwickeln

Neben der Gelassenheit spielt auch die Achtsamkeit eine sehr wichtige Rolle bezüglich der Bewältigung von Krisen und schwierigen Situationen. Denn, der Grund, warum Menschen überhaupt erst in eine Krise geraten, liegt oft in der Tatsache begründet, dass sie nicht achtsam mit sich umgehen. Wenn wir achtsamer mit uns umgehen würden, würden wir sehr viel früher eingreifen und die Notbremse ziehen, wenn wir auf eine Krise zusteuern. Da wir uns jedoch mitunter kaum mehr wahrnehmen und kaum mehr achtsam zuhören, ignorieren wir nicht nur unsere Gefühle, sondern auch die Warnsignale unseres Körpers – und geraten somit früher oder später in eine Krise.

Mit Achtsamkeit lernen wir also nicht nur, besser aus Krisen heraus zu kommen, sondern wir schaffen es auch, uns vor Krisen zu schützen. Wer achtsam mit sich umgeht und sich für sich selbst, seine Wünsche und seine Bedürfnisse einsetzt, wird sehr viel leichter, unbeschwerter, selbstbestimmter und selbstbewusster durch das Leben gehen.

## NOCH STRESSIGER ALS TO DO'S: »MENTAL LOAD«

Kennst du das Gefühl, wenn deine To-Do-Liste so lang ist, dass du gar nicht weißt, woher du die Stunden nehmen sollst, welche du am Tag bräuchtest, um alle Punkte zu erledigen? Das Problem hinter all den Dingen, die sich auf deiner To-Do-Liste befinden besteht unter anderem in der Tatsache, dass du nicht nur der Belastung durch die einzelnen Punkte ausgesetzt bist, sondern jeder Punkt auch mit einem sogenannten »Mental Load« einhergeht.

Unter »Mental Load« versteht man alle Gedankenschritte und Überlegungen, welche im Zusammenhang mit den einzelnen Punkten stehen. Wenn du beispielsweise ins Fitnessstudio gehen möchtest, steckt dahinter nicht nur die Aufgabe ins Fitnessstudio zu gehen. Der Mental Load, welcher sich hinter diesem Punkt befindet, setzt sich aus mehreren Punkten zusammen:

* Wann ist eine gute Zeit ins Fitnessstudio zu fahren, damit ggf. nicht so viel los ist?
* Wie lange bleibe ich im Fitnessstudio?
* Nehme ich mir ein Getränk und einen Snack mit ins Fitnessstudio?

* Wie komme ich zum Fitnessstudio? Nehme ich das Auto oder den Bus?
* Wenn ich den Bus nehme: Wann fährt der Bus und wo genau startet er?

Je nach Person steht der Besuch im Fitnessstudio im Zusammenhang mit vielen anderen Punkten des Mental Loads. Du kannst dir also denken, welche Wucht diese Menge an gedanklichen Schritten bei einer langen To-Do-Liste mit vielen Punkten hat.

## WIE VERRINGERE ICH MEINEN »MENTAL LOAD«?

Um den Mental Load verringern zu können, ist es wichtig, sich erst einmal darüber bewusst zu werden, dass nicht alle Punkte, die sich auf der To-Do-Liste befinden, dieselbe Priorität besitzen. Zudem nehmen sich Menschen oft viel zu viel vor und packen sich somit viel zu viele Punkte auf ihre To-Do-Liste.

Der erste Schritt, um den Mental Load zu reduzieren besteht also darin, auf der To-Do-Liste auszumisten und die Prioritäten klar für sich zu bestimmen:

1. Welche Punkte genießen die höchste Priorität?
2. Welche Aktivitäten machst du wirklich gerne und welche Aktivitäten machst du nur, weil du denkst, dass du sie machen musst? (Unter anderem, weil dich der gesellschaftliche Druck dazu nötigt)

Bereits mit diesen beiden Anregungen schaffst du Ordnung auf deiner To-Do-Liste und sorgst dafür, dass du weniger Punkte abarbeiten musst und folglich auch sehr viel weniger Mental Load erzeugst.

Um Prioritäten richtig einzuschätzen kann dir das »Eisenhower-Prinzip« helfen. Dieses Prinzip besagt, dass sich Aufgaben in Wichtigkeit und Dringlichkeit kategorisieren lassen. Nicht alles ist gleich wichtig oder gleich dringend! Beispielsweise kann es wichtig sein, dass du deine nächste Geburtstagsfeier planst. Doch den Müll herunterzubringen ist oft dringender, bevor er anfängt einen unschönen Duft in der Wohnung zu verteilen. Packst du sowohl »Müll herunterbringen« als auch »Geburtstagsfeier planen« auf deine To-Do-Liste ist es nicht klar ersichtlich, was dringender ist. Deshalb empfehle ich dir, falls du dir To-Do-Listen schreibst, deine Aufgaben in zwei Kategorien zu sortieren: dringend und wichtig. Das Eisenhower-Prinzip geht sogar von vier Kategorien aus, doch ich habe bei meiner Arbeit mit Menschen festgestellt, dass dies zu kompliziert für die meisten ist. Hast du deine Aufgaben nach Dringlichkeit und Wichtigkeit geordnet wird es dir einfacher fallen sie zu priorisieren, also womit du als erstes anfängst.

Lebst du mit anderen Menschen in einem Haushalt zusammen, kannst du den Mental Load auch dadurch verringern, indem du Aufgaben, die täglich anfallen, unter den Familienmitgliedern aufteilst. Die Kommunikation spielt dabei eine fundamentale Rolle und hilft dabei, ein gutes Gleichgewicht zwischen allen Familienmitgliedern zu schaffen, ohne dass der Mental Load auf einer einzelnen Person lastet.

Eine große Gefahr spielt diesbezüglich das »Ich kann das schon alleine«-Denken. Auch der Perfektionismus spielt eine sehr große Rolle im Zusammenhang mit Mental Load. Vielen Menschen fällt es schwer, Aufgaben abzugeben und auszulagern. Die Zweifel darüber, ob sie es selbst nicht doch besser hinbekommen würden plagen sie und verleiten sie aus diesem Grund dazu, die Aufgaben an sich zu reißen und nicht abzugeben. Doch in diesem Fall hast du weder Zeit gewonnen noch deinen Mental Load verringert – das ist kein achtsamer Umgang mit deinen physischen und psychischen Ressourcen.

Vielleicht kennst du das von dir: Du beschwerst dich darüber, dass dir niemand hilft und alles auf dir lastet; meckerst jedoch, wenn dir jemand hilft und es, aus deinen Augen gesehen, nicht richtig macht? Du befindest dich in einer Falle, aus der du herauskommst, wenn du etwas mehr nach dem Motto »Nobody is perfect« lebst. Es muss nicht alles perfekt sein. Habe den Mut dazu, Aufgaben abzugeben. Vielleicht werden sie anfangs nicht so erfüllt, wie du dir das vorstellst, doch du wirst feststellen, dass auch andere Wege durchaus legitim und gut sind. Wenn du anderen Menschen nie die Chance gibst, Aufgaben für dich zu übernehmen, weil du Angst hast, dass sie es nicht gut machen, gibst du ihnen keine Möglichkeit dazu, sich in der Bewältigung der Aufgaben zu üben, um sich somit weiter zu entwickeln.

## WIE DU ACHTSAMKEIT IN DEINEN ALLTAG INTEGRIERST

Mit Sicherheit kennst du das: Du hast mal wieder viele Dinge auf einmal zu tun und weißt am Ende des Tages gar nicht mehr, was du eigentlich gemacht hast. Wo bist du überall gewesen? Was hast du gegessen? Stelle dir diese Fragen einmal ganz bewusst, um festzustellen und zu merken, wie sehr du dich anstrengen musst, um eine Antwort auf die Fragen zu finden. Es fällt dir gar nicht so leicht, dich daran zu erinnern, was du gegessen hast und wo du am Tag überall gewesen bist, oder?

Dass es dir so schwerfällt, dich an einfache und simple Dinge aus deinem Tag zu erinnern, schieben viele Menschen spaßeshalber oft auf Vergesslichkeit. Doch in Wahrheit liegt die Schuld nicht bei der Vergesslichkeit, sondern bei der mangelnden Achtsamkeit. Wie willst du dich an Dinge erinnern können, denen du keine Aufmerksamkeit geschenkt hast? Wie soll sich in deinem Gedächtnis eine Erinnerung bilden, wenn du Dinge nebenbei machst und gar nicht wirklich auf sie achtest?

Unter dem Deckmantel des »Multi Taskings« nimmst du dir viel zu viel vor und so kommt es, dass du in deiner Mittagspause vor deinem Computer sitzt, während du telefonierst und irgendwie dein Essen herunterschlingst. Dies ist für deine Verdauung eine absolute Herausforderung und nicht gerade gesund. Was du in dem Falle benötigst, ist eine bewusste, achtsame Pause. Im Grunde genommen fällt es gar nicht so schwer, mehr Achtsamkeit in den Alltag zu integrieren. Wenn du einmal genauer darüber nachdenkst, ist es eigentlich recht einfach. Viele Menschen wollen es oft nicht wahrhaben, dass die Lösung auf ihre Probleme klar auf der Hand liegt und einfach ist.

Wie oft haben wir gehört, dass das Leben hart und schwer ist und Lösungen erarbeitet werden müssen? Natürlich präsentieren sich Lösungen nicht von allein auf dem Silbertablett, doch in dem Denken vieler Menschen ist der Ansatz verankert, dass Lösungen mit viel Schweiß und harter Arbeit erarbeitet werden müssen. Doch das ist nicht zwingend der Fall. Sicherlich stellt sich der gewünschte Zustand nicht von heute auf morgen ein, doch wer achtsam lebt wird feststellen, dass sich der Status Quo bereits mit ein paar kleinen Übungen und Veränderungen im Verhalten von Tag zu Tag ändert – und das, ohne sich groß anstrengen zu müssen.

Um mehr Achtsamkeit in dein Leben bringen zu können, kannst du ein paar unkomplizierte Übungen durchführen und dir zudem bestimmte Tipps und Tricks zu Herzen nehmen. Denn an und für sich bedeutet »Achtsamkeit« nichts Weiteres, als alle Dinge, die du jeden Tag machst, bewusst zu tun.

Folgende Übungen, Tipps und Tricks helfen dir dabei, dich in Achtsamkeit zu üben:

- Nimm dir bewusst Zeit zum Essen. Schmecke das Essen intensiv und nehme die Konsistenz der einzelnen Zutaten wahr.

- Gehe Spazieren und spüre, wie sich deine Beine bewegen. Was spürst du an deinen Füßen? Kannst du vielleicht Steine oder Wurzeln durch die Fußsohlen spüren? Was hörst und siehst du? Nimmst du vielleicht bestimmte Gerüche wahr?

- Lies ein Buch und konzentriere dich wirklich nur auf das Buch.

- Lege ab und zu das Telefon weg. Allein die Tatsache, ständig erreichbar zu sein und das Wissen, dass man zu jeder Zeit angerufen oder angeschrieben werden könnte, beeinflusst Menschen nicht selten äußerst negativ in ihrer Achtsamkeit.

* Dusche oder Bade, ohne dich stressen zu lassen oder Hektik zu haben. Wie spürt sich das Wasser auf deiner Haut an? Lausche dem Geräusch des Wassers. Welchen Geruch hat das Shampoo? Wie fühlt sich das Shampoo an?

* Höre deinen Gesprächspartnern aufmerksam zu. Kennst du das? Du sprichst mit einer Person und denkst, dass du ihr zuhörst, nur um im Anschluss festzustellen, dass du darum bitten musst, das Gesagte nochmal zu wiederholen, weil du nicht zugehört hast? Höre nicht nur mit einem halben Ohr zu und lasse nicht zu, dass du in deinen eigenen Gedanken abschweifst, sondern höre deinen Gesprächspartnern aufmerksam zu. Stelle ein paar Fragen und versetze dich in die Lage der anderen Person hinein.

* Übe dich in Dankbarkeit. Um mehr Achtsamkeit in deinen Alltag zu integrieren ist es wichtig, dass du dir darüber bewusst wirst, was dir alles den Tag über hinweg passiert. Nimm dir abends 5 bis 10 Minuten Zeit, um deinen Tag Revue passieren zu lassen und darüber zu reflektieren, wofür du dankbar bist. Sind es die Sonnenstrahlen, welche du in deiner Mittagspause auf deinem Gesicht gespürt hast oder eine innige Umarmung eines dir nahestehenden Menschen? Ganz egal; diese Übung hilft dir dabei, auch für kleine und augenscheinlich unscheinbare Dinge dankbar zu sein.

# 10. Starke Resilienz fördern

Ein wichtiges Stichwort, welches im Zusammenhang mit schwierigen Situationen, Herausforderungen und Krisen bereits öfter gefallen ist und das auch bezüglich der Bewältigung von Krisen eine fundamentale Rolle spielt, ist das Stichwort »Resilienz«. Doch, was genau kann man sich unter Resilienz vorstellen und wie schaffst du es, resilienter zu werden, um besser mit stressigen und belastenden Situationen umgehen zu können?

Im Wesentlichen bedeutet der Begriff »Resilienz« nichts anderes als **»psychische Widerstandsfähigkeit«**. Unter dem Begriff versteht man unter anderem die Eigenschaft, gut mit belastenden Situationen umgehen zu können, ohne dem Stress zu verfallen und sich von ihm in ein tiefes Loch ziehen zu lassen.

Viele Menschen stellen sich in diesem Zusammenhang die Frage, ob Resilienz angeboren ist oder nicht. Wissenschaftler gehen davon aus, dass Resilienz nicht angeboren ist, sondern auf Erfahrungen aus der Kindheit basiert. In der Kindheit lernen wir bereits mit

Stress umzugehen und den richtigen Umgang mit Gefühlen zu finden. Das hat alles dazu beigetragen, unsere psychische Stärke zu entwickeln.

## 7 SÄULEN BILDEN DEIN SCHUTZSCHILD

Um noch resilienter zu werden und somit auch besser mit Stress umgehen und Krisen besser bewältigen zu können, ist es wichtig, sich mit den sieben Säulen der Resilienz auseinanderzusetzen. Dies ist ein Modell, welches die Psychologin Emmy Werner in ihren Grundfesten erstmalig in den fünfziger Jahren des letzten Jahrhunderts erforscht hatte. Sie fand in einer Langzeitstudie heraus, dass sich mehrere hundert Probanden, welche auf einer hawaiianischen Insel lebten, trotz schwieriger Lebensumstände wie Alkohol und Gewalt, prächtig entwickelten. In dieser Gruppe gab es kaum Auseinandersetzungen mit dem Gesetz, sie waren überdurchschnittlich gesund und waren kaum arbeitslos. Diese Gruppe von Menschen erfreute sich schlichtweg über eine hohe Resilienz. Die daraus abgeleiteten sieben Säulen der Resilienz machten diese Menschen so widerstandsfähig. Sie zeigen, in welchen Bereichen du an dir arbeiten solltest, um Stress oder anderen Widrigkeiten besser standhalten zu können.

## DIE ERSTE SÄULE – ANNAHME

Bei der ersten Säule handelt es sich um die Annahme. Es geht auf der einen Seite darum, dass du akzeptierst, dass du bestimmte Dinge nicht oder noch nicht ändern kannst. Auf der anderen Seite geht es um die Akzeptanz deiner Selbst. Nimm dich selbst so an, wie du bist und liebe dich mit all deinen Fehlern und Makeln.

## DIE ZWEITE SÄULE – ANSCHLUSS

Anschluss konzentriert sich nicht nur auf den Kontakt mit anderen Menschen, sondern auf die Beziehung; und das auch in Bezug auf Systeme und Gruppen. Dahinter steckt ein Bedürfnis nach sozialen Kontakten, Bindung und Austausch. Fühlst du dich von Personen oder Gruppen verstanden und aufgenommen, gewinnst du Anschluss, macht dich das selbstbewusster und stärker. Um eine gute und ehrliche Bindung zu Menschen herstellen zu können, spielt die ehrliche und authentische Kommunikation eine fundamentale Rolle.

## DIE DRITTE SÄULE – LÖSUNGSORIENTIERUNG

Viele Menschen lassen sich in stressigen Situationen dazu verleiten, sich in die Opferrolle zu begeben und sich somit zum Sklaven des Stresses zu machen. Umso wichtiger ist es, dass du dich nicht in diese Opferrolle begibst, und deine Zeit mit dem immer wiederkehrenden Wälzen von Problemen verschwendest, sondern dich auf Lösungen konzentrierst. Das wird dir dabei helfen besser mit der Situation, in der du dich befindest, umzugehen.

## DIE VIERTE SÄULE – ENTHUSIASMUS

Enthusiasmus kann auch als »positive Sichtweise« oder »positive Lebenseinstellung« verstanden werden. Wie bereits erwähnt, spielt eine positive Sichtweise auf Situationen eine fundamentale Rolle, um gut mit Krisen umgehen zu können und den Nutzen in ihnen zu sehen. Es geht nicht darum, dir Situationen schön zu reden. Vielmehr geht es darum, zu erkennen, welches Potenzial in allen Situationen und Lebenslagen steckt. Am besten trainierst du diese positive Sichtweise durch das Führen eines Dankbarkeitstagebuchs. Halte jeden

Abend schriftlich fest, für welche Dinge du dankbar bist.

## DIE FÜNFTE SÄULE – SELBSTLIEBE

Menschen neigen dazu, ihren Fokus auf negative Aspekte zu werfen. Wenn wir in den Spiegel sehen, schauen wir zuerst auf die Dinge, welche uns nicht gefallen und machen uns selbst klein. Um sich besser gegen Stress wappnen zu können, ist es wichtig, dass du erkennst, wie wertvoll und einzigartig du bist. Du musst deine Selbstwahrnehmung verändern und erkennen, dass du viele Stärken und Vorzüge hast, die dich zu dem wundervollen Menschen machen, der du bist. Indem du dich mehr mit dir selbst beschäftigst und auseinandersetzt, entwickelst du zu derselben Zeit auch mehr Achtsamkeit, die – wie du weißt – eine große Rolle bezüglich der Bewältigung von schwierigen Situationen spielt.

## DIE SECHSTE SÄULE – SELBSTREFLEXION

Auf den ersten Blick scheint die sechste Säule der fünften Säule zu ähneln. Allerdings geht dieser Schritt über den Schritt der Selbstliebe hinaus. Es ist wichtig zu verstehen, was du dir wünschst und in welchen Bereichen deine Bedürfnisse liegen. Reflektiere deine Entscheidungen und auch deine Gefühle und finde somit einen sehr viel besseren Zugang zu dir selbst. Übernimm als Resultat daraus mehr Verantwortung für dich und dein Handeln.

## DIE SIEBTE SÄULE – SELBSTWIRKSAMKEIT

Bei der siebten und letzten Säule handelt es sich um Selbstwirksamkeit. Hierbei geht es um das Bewusstsein darüber, dass es in **deiner** Macht liegt, Situationen in die Hand zu nehmen und deine Lage zu verbessern. Rufe dir in stressigen Situationen oder in Krisen immer wieder vor Augen, wie du mit anderen Stresssituationen und Krisen umgegangen bist und erinnere dich daran, dass du diese Situationen mit Bravour gemeistert hast. Diese Erinnerungen helfen dir dabei, dich in deiner Selbstwirksamkeit zu stärken.

## ACHTSAME YOGA-ÜBUNGEN FÜR MEHR RESILIENZ

Um deine Resilienz fördern zu können, spielt nicht nur das Wissen bezüglich der sieben Säulen eine fundamentale Rolle. Auch Yoga und Meditationsübungen helfen dir dabei, Resilienz zu stärken und folglich besser mit Stress umgehen zu können. Falls du dich mit Yoga nicht gut auskennst oder es noch nicht probiert hast, stellt das kein Problem dar. Nachfolgend findest du drei einfache Yogaübungen, welche dir dabei helfen werden, mehr Resilienz zu entwickeln. Natürlich gibt es noch weitere Yogaübungen, die du durchführen kannst, um dich in der Stressresistenz zu üben. Allerdings solltest du es nicht übertreiben. Mit diesen Übungen lernst du erst einmal wichtige Grundlagen.

### ÜBUNG 1: DER HALBMOND – ASHTA CHANDRASANA

1. Komme aus dem Stand in den Ausfallschritt, bei dem das linke Bein hinten steht und dabei vollkommen ausgestreckt bleibt. Der rechte Fuß steht vorn fest auf dem Boden.
2. Richte deine gestreckten Arme beim Einatmen über dem Kopf aus und bringe sie so zusammen, dass sich die Handinnenseiten berühren.

3. Beim Ausatmen bringst du das rechte Knie in den rechten Winkel und ziehst das Becken in die Richtung des Bodens. Spüre deinen festen Stand und achte auf deine aufrechte Haltung.
4. Bleibe für circa 3 bis 4 Atemzüge in dieser Position und wechsle dann die Seite.

## ÜBUNG 2: DIE VORBEUGE – PRASARITA PADOTTANASANA

1. Stelle dich quer auf eine Matte und bewege deine Beine nach außen, sodass sie ungefähr eine Beinlänge auseinander stehen.
2. Mit dem Einatmen hebst du deine Arme in die Richtung der Decke.
3. Während du ausatmest, senkst du deine Arme und beugst dich so, dass deine Handflächen auf dem Boden aufkommen. Wenn du es nicht schaffst, die Handflächen auf den Boden zu legen, reicht es auch aus, die Fingerspitzen auf dem Boden abzulegen.
4. Achte darauf, in dem Bereich deiner Schultern weich zu bleiben und den Kopf entspannt zu lassen. Sei dir ganz nahe.

## ÜBUNG 3: DER BERG – TADASANA

1. Stelle dich hüftbreit auseinander, richte deinen Oberkörper auf und lass die Arme zur Seite herunterhängen.
2. Richte deinen Kopf mittig aus und weise deine Handinnenseiten nach vorne, ohne deine Arme in der Höhe zu bewegen.
3. Bringe deine Schulterblätter zusammen, während du dein Brustbein aufrichtest.
4. Konzentriere dich auf den Stand und spüre bewusst den Kontakt mit dem Boden.
5. Nun spannst du dein Gesäß an und atmest zu deiner Körpermitte ein. Fühle, wie der Atem bis hin in deine Füße gelangt.
6. Verharre nun für circa 3 bis 4 Atemzüge in dieser Position.

## EFFEKTIVE MEDITATIONS-ÜBUNGEN FÜR MEHR RESILIENZ

Als Ergänzung zu den Yogaübungen möchte ich dir drei Meditationsübungen vorstellen. Zu Meditieren heißt nicht zwangsläufig, dass du dich in einen stillen Raum setzen musst. Die folgenden Übungen kannst du ganz einfach in deinen Alltag integrieren. Sie werden dir nicht nur dabei helfen, deine Resilienz zu stärken, sondern sie werden dich auch dabei unterstützen, deine Achtsamkeit zu schärfen.

Wenn du einmal genauer darüber nachdenkst, wirst du feststellen, dass zwischen Achtsamkeit und Resilienz ein Zusammenhang besteht und beide Aspekte aufeinander aufbauen. Je achtsamer du bist, umso mehr achtest du auf dich und erkennst so, an welchen Stellen du noch arbeiten musst, um resilienter, also widerstandsfähiger zu werden. Andersherum fällt es dir sehr viel einfacher auf dich zu achten, wenn du dich in deiner Resilienz stärkst.

## MEDITATION 1:
## NIMM DEN MOMENT WAHR

Die erste Meditationsübung besteht darin, den Moment wahrzunehmen. Halte einfach für einen Moment inne und schließe deine Augen. Konzentriere dich nun weder auf die Vergangenheit noch auf die Zukunft, sondern lebe voll und ganz im Hier und Jetzt. Um den Moment wirklich wahrnehmen zu können, helfen dir ein paar Fragen:

* Was rieche ich?
* Was höre ich? Kann ich die Geräusche voneinander differenzieren und bestimmen?
* Welchen Geschmack habe ich im Mund?
* Was fühle ich? Wie nehme ich meinen Körper wahr?

Genieße diesen Moment und atme bewusst tief ein und aus. Du musst diese Übung nicht lange durchführen. Oft reicht es aus für ein bis zwei Minuten inne zu halten und die Übung durchzuführen. Vor allem, wenn du das Gefühl hast, vor Stress zu ertrinken, hilft dir diese Bewusstseins- und Achtsamkeitsübung dabei, wieder im Hier und Jetzt anzukommen.

## MEDITATION 2: ENTSPANNUNG »TO GO«

Hast du das Gefühl, dass dich der Stress wieder einmal übermannt und dich versucht vom Fahrersitz deines Lebens auf den Beifahrersitz zu drängen? In diesem Fall kannst du dem Stress mit der folgenden Meditationsübung schnell den Riegel vorschieben. Blinde Passagiere haben schließlich nichts in deinem Fahrzeug zu suchen! Dabei ist es völlig egal, wo du dich gerade befindest – ob auf Arbeit, in der Schule, Zuhause oder bei Freunden. Diese Übung kannst du überall durchführen. Konzentriere dich auf deinen Atem. Atme bewusst ein und wieder aus und vergesse alles andere um dich herum. Nach drei Atemzügen schulst du dich in deiner Aufmerksamkeit und beobachtest dein Umfeld. Durch den Stress entgehen uns oft die kleinsten Dinge, die du jetzt wieder wahrnimmst:

- Was machen die Menschen um dich herum?
- Welche Gebäude und Geschäfte oder Pflanzen befinden sich in deiner Nähe?
- Was für ein Geräusch macht das Auto, wenn es losfährt?
- Etc.

## MEDITATION 3: VON KOPF BIS FUß

Die dritte Meditationsübung, welche du ebenfalls ganz einfach in deinen Alltag integrieren kannst, hat wieder mit deinem Atem zu tun. Allgemein spielt der Atem bezüglich der Mediation eine fundamentale Rolle. Schließe für diese Übung am besten deine Augen und atme tief ein. Konzentriere dich auf deinen Atem und spüre, wie er durch deinen ganzen Körper strömt. Spüre, wie er durch deinen Brustkorb, bis in deine Füße verläuft und atme ganz sanft wieder aus. Am besten stehst du mit beiden Beinen fest auf dem Boden, atmest durch die Nase ein und durch den Mund wieder aus. Du wirst bereits nach ein paar Atemzügen merken, wie gut du dich fühlst und wie bewusst du deinen Atem wahrnimmst.

Noch besser ist es, wenn du die Übung barfuß durchführst, während du sicher und fest auf dem Boden stehst. Das nennt man auch »Erdung«. Sprich: Du befindest dich in einer festen Bindung zur Erde. Um die Mediation nach und nach in dein Leben zu integrieren musst du nicht über Stunden hinweg meditieren. Oftmals reichen bereits zwei Einheiten von je circa 1 bis 2 Minuten pro Tag aus, um dich in deiner Achtsamkeit und Resilienz zu stärken.

# 11. SOS-Notfallplan für akute Situationen

Natürlich dauert es, bis eine schwierige Situation oder Krise vollkommen aus der Welt geschafft wird. Dennoch ist es für viele Menschen wichtig, unmittelbar handeln zu können. Deshalb bekommst du an dieser Stelle wichtige Anhaltspunkte, welche als SOS-Notfallplan dienen können. Falls du das Gefühl hast, gerade akut in einer schwierigen Situation zu stecken oder vor einer intensiven Herausforderung zu stehen, empfehle ich dir, die folgenden vier Schritte direkt auszuführen.

## 1. FRAGE NACH DEM WARUM

Frage dich, warum du dich in der Situation befindest und gehe deinen Gefühlen auf den Grund. Setze dich mit deinen Gefühlen auseinander und versuche die Situation in ihre einzelnen Bestandteile (Ursache, Folge und deine Reaktion) aufzubrechen.

## 2. SCHÜTZE DICH

Natürlich solltest du deine Gefühle nie unterdrücken, sondern ihnen achtsam gegenübertreten. Verlangt es der Schutz deiner psychischen und physischen Gesundheit jedoch erst einmal, dass du deine Gefühle unterdrückst, solltest du dich als Erstes auf den Schutz konzentrieren und erst hinterher deine Gefühle herauslassen. Wichtig ist, dass du dich erst einmal in Sicherheit bringst.

## 3. SUCHE POSITIVE KONTAKTE

Viele Menschen, die sich in einer Krise befinden, neigen dazu, sich zu isolieren und sich somit in sich selbst zurück zu ziehen. Um besser aus einer Krise zu kommen ist es jedoch wichtig, positive Kontakte zu suchen und sich mit Menschen zu treffen, die dich verstehen und mit denen du du selbst sein kannst.

## 4. NIMM PROFESSIONELLE HILFE IN ANSPRUCH

Natürlich helfen dir Menschen in deinem Umfeld dabei, positive Gefühle in dir hervorzurufen. Doch nicht immer haben Verwandte und Freunde die notwendige Distanz zu dir und deiner Situation, als dass sie dir bei der Bewältigung helfen könnten. Aus diesem Grund solltest du immer auch den Aspekt der professionellen, externen Hilfe in Betracht ziehen und dich an einen Fachmann oder eine Fachfrau wenden. Sie werden dir dabei helfen, deine Gefühle auszuleben, deinen Mental Load zu verringern und deinen eigenen Wert zu erkennen. Dadurch schaffst du den Weg aus einer Krise nicht nur schneller und nachhaltiger, sondern du schützt dich auch vor der Entstehung weitere Krisen.

Auch Musik hat heilende Kräfte, das ist wissenschaftlich belegt. Aus diesem Grund kann es auch helfen dir Musik zu suchen, welche dir ein Gefühl der Positivität verleiht. Höre diese Musik und nutze sie ein Stück weit als Therapie. Im Anschluss daran kannst du all dem Wissen folgen, das du in diesem Buch erhalten hast, um aus einer Krise Schritt für Schritt heraus zu kommen und sie als Chance zu betrachten.

# FAZIT

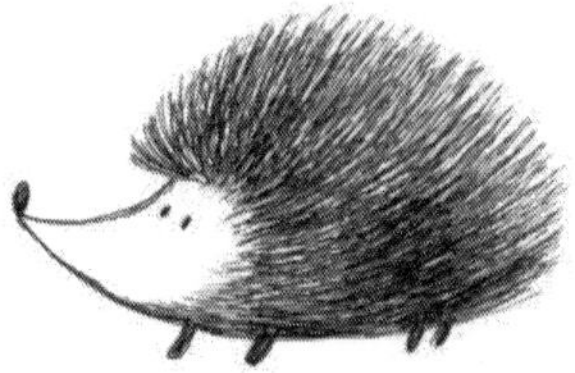

Es ist nie einfach, sich einzugestehen, in einer Krise zu stecken. Vielleicht würdest du lieber die Augen verschließen um nicht sehen zu müssen, dass du dich in einer schwierigen Situation befindest oder unmittelbar auf eine Krise zusteuerst.

Doch, wie weit würdest du mit dem Ignorieren deiner Situation und der Unterdrückung deiner Gefühle kommen? Mit diesem Ratgeber hältst du nun hilfreiche Tipps und Tricks in deiner Hand, welche dir dabei helfen, Schritt für Schritt aus deiner Krise heraus zu finden und dein Leben wieder in die Hand zu nehmen. Rufe dir immer wieder vor Augen, dass du kein Opfer bist, das seiner Situation hilflos ausgeliefert ist, sondern dass du über dein Leben bestimmen kannst. Du bestimmst, ob dich die Krise in der Hand hat, oder ob du die Situation in die Hand nimmst und deine Krise bewältigst.

Sicherlich stellt sich der große Erfolg nicht von einem Tag auf den anderen ein. Doch mit etwas Geduld und dem Wissen darüber, was eine Krise überhaupt ist und wie sie entsteht, findest du langsam, aber sicher deinen Weg heraus aus der Fremdbestimmtheit, hinein in die Selbstbestimmtheit. Dadurch wirst du die Krise ernst nehmen, und auch das Potenzial sehen, welches in ihr steckt.

Wie sagt man doch gleich? »Es ist nicht das, was es ist, sondern es ist das, was du daraus machst.« An dieser Stelle steht bewusst das Wort »du« und nicht »man«. Weil nicht »man« aus der Krise findet, sondern du Herr oder Frau deiner Situation wirst und dadurch ein neues Level an Resilienz, der psychischen Stärke und Widerstandskraft, erreichst. Ich wünsche dir von Herzen viel Gelassenheit und Erfolg bei der Bewältigung aller schwierigen Situationen in deinem Leben!

*»Der Unterschied zwischen dem,*
*der du bist und dem, der du sein möchtest,*
*ist das was du tust.«*

# FEEDBACK

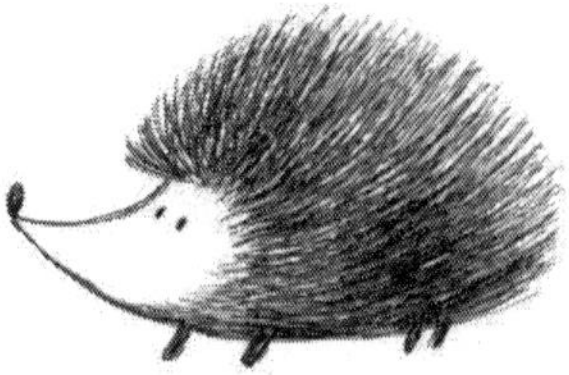

Herzlichen Glückwunsch, du hast es bis hierhin geschafft. Eine kleine Bitte habe ich an dich, bevor du das Buch schließt. Ich habe viel Herzblut und Zeit in das Schreiben dieses Buches gesteckt. Ich hoffe, dass du mit dem Buch zufrieden bist und das du etwas lernen konntest. **Falls dir mein Buch gefallen hat**, würde ich mich sehr über eine **Rezension auf Amazon** von dir freuen. Du kannst eine Rezension ganz einfach im Menü »Meine Bestellungen« abgeben, wenn du bei Amazon angemeldet bist.

Herzlichen Dank dafür!

*Emilia*

# BUCHEMPFEHLUNG

Traust du dich manchmal nicht zu sagen, was du wirklich denkst? Hast du manchmal das Gefühl eine Rolle spielen zu müssen, um anderen zu gefallen? Dann solltest du dieses Buch lesen. Es bildet eine sehr gute Ergänzung zu diesem Buch, um deine Psychologie und Persönlichkeit noch weiter zu stärken. Du findest es auf Amazon unter dem Autor Emilia Williams.

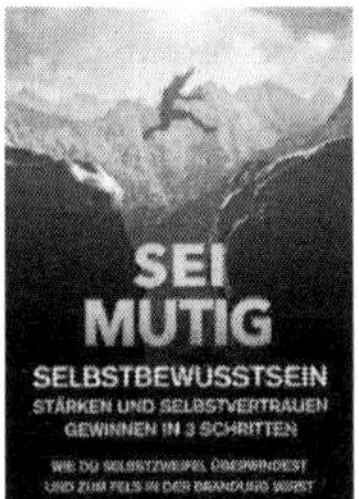


*»Sei mutig! Selbstbewusstsein stärken und Selbstvertrauen gewinnen in 3 Schritten. Wie du Selbstzweifel überwindest und zum Fels in der Brandung wirst.«*

Nutze den **Link** oder scanne den **QR-Code** mit deiner Foto-App, um direkt zum Buch zu gelangen: **https://bit.ly/seimutigselbstvertrauen**

# HAFTUNGSAUSSCHLUSS

Der Inhalt dieses Werkes wurde mit größter Sorgfalt erstellt und überprüft. Der Autor übernimmt keine Gewähr und Haftung für die Aktualität, Korrektheit, Vollständigkeit und Qualität der bereitgestellten Informationen. Druckfehler können nicht vollständig ausgeschlossen werden. Weiterhin beruht der Inhalt dieses Werkes auf persönlichen Erfahrungen und Meinungen des Autors. Der Inhalt darf nicht mit medizinischer Hilfe verwechselt werden. Zudem garantiert der Autor keinerlei Erfolge mit den im Buch erwähnten Informationen. Die Verantwortung für die im Buch beschriebenen Ziele liegt einzig und allein beim Leser selbst.

# URHEBERRECHT

# *IMPRESSUM*



1. Auflage



Independently published.



Kontakt: Philipp Kunze, Griesstraße 89, 20535 Hamburg

Covergestaltung: Marko Cerovac

Coverfoto: depositphotos / lifeonwhite

Grafik: depositphotos / Ekler

ISBN: 9798768576899

Printed in Poland
by Amazon Fulfillment
Poland Sp. z o.o., Wrocław

87294893R00085